柏木哲夫と
ホスピスのこころ

柏木哲夫

春陽堂書店

柏木哲夫と
ホスピスのこころ

柏木哲夫

春陽堂書店

編集協力　未来工房
本文校正　川平いつ子

はじめに

　私が柏木哲夫先生を知ったのは、私がまだ医学部学生時代の頃である。私は１９８０年にキリスト教の洗礼を受けたのだが、ちょうどその頃、我が国にホスピスケアを紹介する本が何人かのクリスチャン医師によって書かれたのである。柏木先生はそのうちの一人であった。私は、むさぼるようにそれらの本を読んだ。そして、ホスピスに憧れ、その魅力にとりつかれた。いわば、ホスピスに恋をしたのである。私をその気にさせた張本人が柏木先生であった。それ以来、約40年間、私は柏木先生のあとを執拗に追うことになる。

　当時、私はいずれホスピス医になりたいと漠然と思っていたが、私が医学部を卒業した１９８５年当時、ホスピスは我が国にまだ2か所しか存在せず、ホスピス医への道もままならない状況だった。私は外科研修を受けながら、そのチャンスをうかがった。外科医2年目のとき、大阪にある淀川キリスト教病院ホスピスを見学するチャンスを得た。そのとき初めて憧れの柏木先生にお会いし、１日かけて先生のホスピス回診に同行させていただいた。この１日の経験によって、私はホスピス医になることを決意したのである。そして、その日の体験が、私のホスピス医としての原点になっている。柏木先生を通して学んだホスピスの原点・本質を、私は「ホスピスのこころ」と呼んでいる。

私は「ホスピスのこころとは、弱さに仕えるこころである」と定義している。つまり、患者も医療者もいずれ死にゆく同じ弱さを持った者として、平等、対等であるという思想である。私はそのことを、柏木先生を通して学んだのである。それは、患者さんのベッドサイドに座ること、そして患者さんのお話に耳を傾けること、すなわち、患者さんの傍らに存在させていただくこと（Being）に他ならない。私はそこにこそ、ホスピスの原点があり、本質があると考える。

私は１９９３年、晴れて憧れの淀川キリスト教病院のホスピス医となった。そのあと、他のホスピスを経験し、２００１年に札幌南青洲病院（現、札幌南徳洲会病院）の院長に就任した。当時この病院は地域の小さな急性期病院であったが、私はこの病院において、「ホスピスのこころを大切にする病院」を病院運営の理念にした。つまり私は、ホスピスの原点・本質である「ホスピスのこころ」は全ての医療の原点になると考えたのである。それ以来約20年が経過したが、理念に共鳴してくれた職員の努力もあり、病院全体で患者さん目線で物事を考えるという文化が創り上げられてきたと思う。

２０１６年10月に札幌で第40回「日本死の臨床研究会」年次大会が開催され、私は大会長をつとめた。そのときのテーマが、「深めよう、広めよう、ホスピスのこころ」であった。大会は成功裡に終わったが、私は「ホスピスのこころ」をさらに継続的に深め、広めてゆく働きをしなければならないと考えた。なぜならば、緩和ケアは日本中に広がったが、科学的根拠を重要視する傾向に拍車がかかり、「こころ」といった科学的根拠を示せない事柄が軽んじられるようになってきたことに強い危機感をもっていたからである。

そして私は２０１８年6月に、ＮＰＯ法人「ホスピスのこころ研究所」を設立した。柏木先生はこのＮＰＯの設立を強く支持してくださり、顧問に就任してくださった。そこで私は、最初の大切な事業として、シリーズ講演会「ホスピス緩和ケアの原点——ホスピスのこころ——を極める　柏木哲夫とシシリー・ソンダース」（全6回）を企画したのである。

本書はこのシリーズ講演会を書籍化したものである。私はこの企画において、「ホスピスのこころ」すなわち、ホスピス緩和ケアの原点・本質は何かに迫りたいと考えた。そして可能であれば、この企画を書籍化し、より多くの方々に「ホスピスのこころ」を知っていただきたいと考えたのである。

シリーズ講演会を開催するに当たり、まず柏木先生に「ホスピスのこころ」を表すキーワードを３つ挙げていただいた。それが「寄りそうこと」「人間力」「ことば」である。そしてこの企画にはおまけ（「おまけ」と言うにはいささか大きいが）がついた。「ホスピスのこころ」を我が国のホスピスの生みの親であり、育ての親でもある柏木哲夫先生に講演いただくとともに、近代ホスピスの生みの親であるシシリー・ソンダース先生にもお話しいただきたいと思ったのである。

残念ながらシシリー先生は鬼籍に入られたので、愛知県がんセンター精神腫瘍科部長の小森康永先生にそのことを相談した。小森先生は２０１７年にシシリー・ソンダースの論文集を２冊翻訳出版されたばかりであり、現時点でシシリー・ソンダースについてお話しいただくには我が国においてもっともふさわしい方であった。小森先生はご自分がシシリー・ソンダースの「イタコ（死者の言葉を伝える人）」となって、柏木先生のあとに講演するということを提案してくださったのである。こうして、２０１９年１月から翌年１月までの１年間に６回の講演会が札幌市で開催された。お二人には毎回、遠路お越しくださったことを、こころから感謝したい。

　そして、このたびこのシリーズ講演会が書籍化されることになったことを、こころからうれしく思うとともに、書籍化にご尽力いただいた永安浩美さん始め春陽堂書店のみなさまに、こころから感謝申し上げる。

　願わくは、本書がホスピス緩和ケアに従事する医療者ばかりでなく、生と死に真摯に向き合おうとする一般市民の皆さんにも広くお読みいただければ、これ以上の喜びはない。

NPO法人 ホスピスのこころ研究所　理事長
医療法人徳洲会　札幌南徳洲会病院　総長
前野　宏

柏木哲夫とホスピスのこころ　もくじ

第一章

ケアする人に必要な「寄りそう」力

「癒す」ということの意味

私が日本で初めてのホスピスケア・プログラムをスタートさせたのは１９７３年。いまから46年前のことになります。その後10年ほどの期間、私自身は一般病棟でホスピスケア、ターミナルケアをしていましたが、それでは患者さんやご家族の気持ちに応えきれない、どうしても専門のホスピス病棟を日本にもつくりたいという気持ちが強くなり、募金運動などで資金を集め、１９８４年にホスピス病棟をつくりました。

その当時は「ホスピス」ということばが一般にまだ知られていない、そういう時代でした。なんとか、ホスピスということば自体を一般の方々に認知してもらいたい、そんな思いをかかえていたとき、ある雑誌に面白い記事が載りました。

そこには、「一つのことばが市民権を得ているかどうかは、タクシーの運転手さんがそれを知るようになるかどうかで決まる」と書いてある。なるほど……説得力がある。タクシーの運転手さんというのは〝雑学の大家〟なんですね。さま

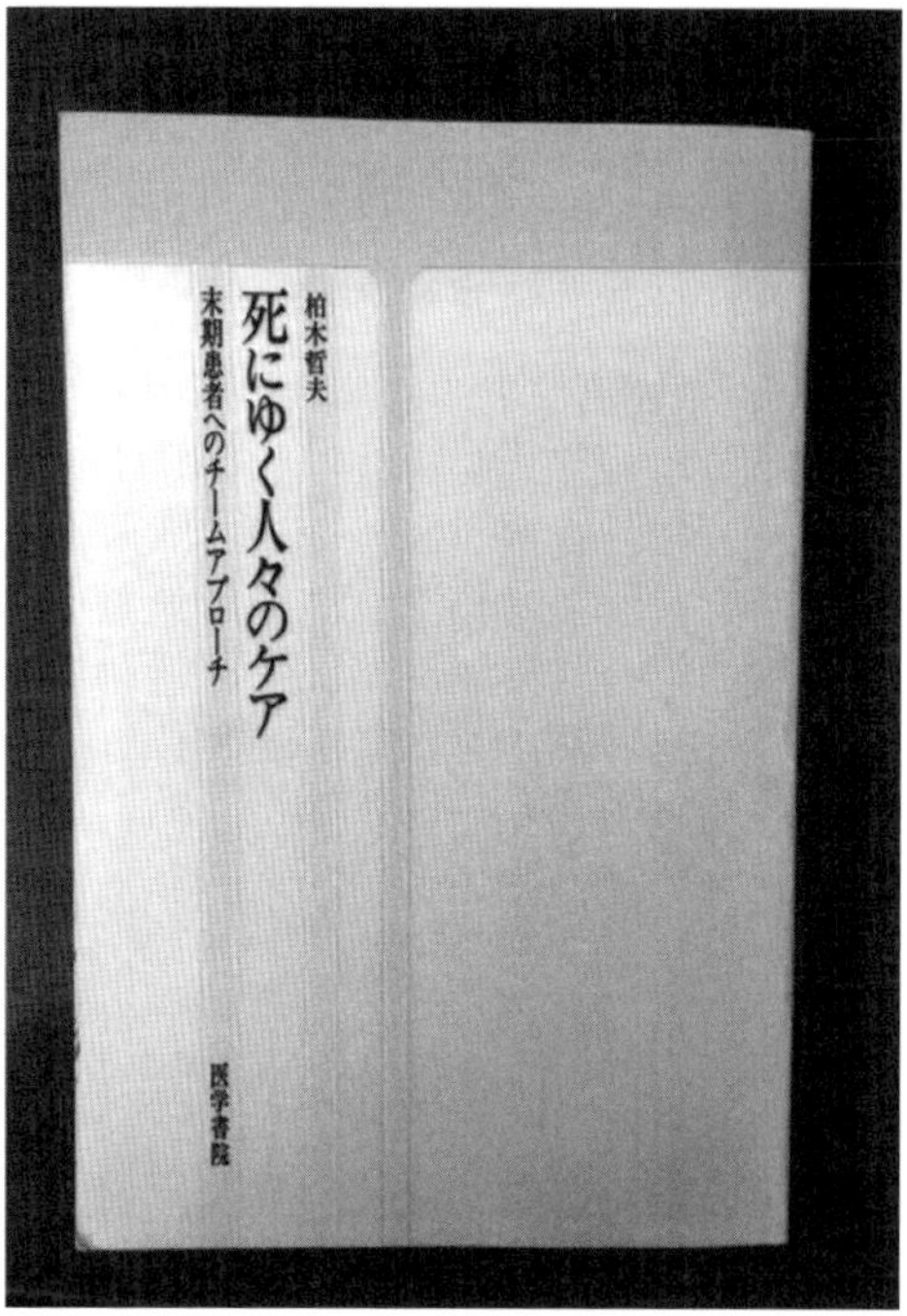

日本で初めて「ケア」という言葉が書籍の題名に登場した、柏木哲夫著『死にゆく人々のケア　末期患者へのチームアプローチ』(1978年, 医学書院)

ざまな業種の人をお客さんとして乗せているから、車内の会話で、「いま世間でどういうことが注目を浴びているのか」「何が流行っているのか」をいち早く知るようになる。だから、タクシーの運転手さんがそのことばを知るようになるかどうかで、そのことばが市民権を得ているかどうかが決まるというんです。

振り返ってみると、一生懸命だったんですね。いまから考えるとちょっと恥ずかしいのですが、タクシーに乗るたび運転手さんに「ホスピスって知ってますか？」と問いかけた時期があります。ある日、当時の厚生省に用事があって、東京駅八重洲口からタクシーに乗りました。そのときにはもう癖がついていて、いつものように「ホスピスって知っていますか？」と尋ねました。

するとその運転手さん、「えっ、新手《あらて》のホステスですか」と聞き返す。ちょっとがっくりしましたが、「まあこれも宣伝だ」と思って、「実はホスピスとホステスって、語源が同じなんですよ。両方とも『ホスピチュウム』というラテン語からきているんです」なんて、妙な講義をしていました。でも、その運転手さんはとても聞き上手で、「そうですか、へえー」と、熱心に聴いてくれる。そこで少し調子に乗って「ホスピチュウムということばの基本は、『ホスピタリティ親切なもてなし』ということなんです」などと話したことを思い出します。

もちろん、ホステスとホスピスのもてなし方はまったく違いますが、でも、親切なおもてなしという共通項があるんです。

ホスピスの基本は「親切なおもてなし」

ホスピスをスタートさせて嬉しかったのは、「ここにきて癒されました」と言ってくださる患者さんがおられたことです。「癒す」ということばはとても深い意味を持っています。「ことば」については第3章で詳述しますが、まずは簡単に説明しておきましょう。

「癒す」ということばを辞書で引いてみると、二つの意味があることがわかります。一つは「病気、苦痛などを治すこと」。これは当たり前のことですね。

でも『新明解国語辞典』という三省堂から出ている辞書、私は特に三省堂の回し者ではありませんが、とても面白い辞書で「読む辞書」とまで呼ばれていますが、そこに二つ目の定義として、「長い間ほしくてたまらなかったものを手に入れさせて満足させること」と書いてあるんです。

「これが欲しい」「あれが欲しい」といった、ある種の渇望に似た気持ちを持っていたところ、なにかの拍子にそれが手に入って、「ああ、これで癒された」といった様子です。長い間欲しくてたまらなかったものが自分のものになったとき、人は「癒やされた」ということばを発するのですね。ですから、「ホスピスに来て癒されました」ということばは、まさしくホスピスの真髄を表したものなのです。

ホスピスは「ホスピチュウム」というラテン語からきていると述べましたが、そこから派生して「H」でスタートすることばがたくさんあります。たとえば、ホスピス、ホスピタル、ホテル、ホステル、ホスト、ホステス、などです。

これらにはすべて共通する概念があります。それは「ホスピタリティ」。つまり「親切なもてなし」なのです。確かに、ホテル、ホスト、ホステス、これみんな、親切なもてなしを心がけているところです。唯一の例外は病院（ホ

ホスピスの理念

"You matter because you are you, and you matter to the end of your life. We will do all we can not only to help you die peacefully, but also to live until you die."

「あなたはあなたであるから大切なのです。あなたの人生の最後のときまで大切です。私たちは、あなたが平安のうちに死を迎えることができるだけでなく、最後まで生き切ることができるように、できる限りのことをさせていただきます」

（シシリー・ソンダース）

スピタル）かもしれませんね（笑）。ホスピタルだけは、どうもあんまり親切ではないようです。

ただ、同じ「親切さ」でも、ホスピスとホステスではずいぶんと違います。それはともかく、「親切なもてなし」というのがホスピスの原点と言いますか、もっとも大切にしなければならないということだけは疑う余地がないようです。

ホスピスの由来

ホスピスというのは、中世のヨーロッパにその起源を発しています。当時、キリスト教の聖地エルサレムに、多くの旅人が巡礼に訪れました。途中で身体が弱ったり、病気になったり、お金がなくなったり、疲れて動けなくなった旅人たちに、当時のヨーロッパの修道院の尼僧たちが温かい食事と一夜の宿を提供した。これがホスピスの源泉なんです。ですから歴史的にホスピスケアの最初の対象になったのは、疲れた旅人だったのです。

その次にホスピスケアの対象になったのは、ハンセン病（旧称らい病）、いわゆるレプロシーと言われる病気の患者さんたち。当時は有効な治療薬がなく、ひどい迫害にあっていました。島流しにされたり、監禁された人もいます。そんなハンセン病の方々に援助の手を差し伸べたのが、ホスピスです。

次に対象になったのが、結核患者の人たち。結核は「死に至る病」で、適切な治療法も確立されておらず、たくさんの方が亡くなりました。そういう方々に手を差し伸べたのです。

そしていまは、がん患者がホスピスケアの中心になりました。がんの次にエイズが大きな脚光を浴びた時代がありましたが、現在ではエイズはかなり治る、延命できる病気になりました。

こうした歴史の中で、少しずつホスピスの対象が広がってきたのですが、日本でホスピスケアがスタートしたときには、がんとエイズだけが入院を許される対象だったのです。

でも最近は、心不全がホスピスケアの対象になりました。肺疾患もやがてホスピスケアの対象になるだろうと言われています。こんなふうに、しだいにホスピスケアの対象が広がっているというのが現状です。

数年前の統計ですが、アメリカでは、全ホスピス患者さんの中で、がん患者が占める割合は38パーセント。でもだんだん少なくなっています。がん以外の、肺の病気、心臓の病気、神経・筋疾患、認知症まで含めて、ホスピスケアの対象が幅広くなってきているというのが、世界的な傾向です。

「やがて死を迎える」さみしさ・哀しさに寄りそう

先ほど紹介したホスピス患者さんの「ここに来て、癒されました」ということばには、深い意味が込められています。「癒されました」ということばの裏には、〝癒されない末期のがん〟で、〝癒されることから外されてしまった〟という存在が見て取れます。しかし、それを回復することができたという気持ちです。

この患者さんの「癒されました」は、先ほど述べた定義の第一である「病気、苦痛などを治すこと」に当たらないわけです。やはり、「長く手に入れたいと思っていたものが、手に入った」ということが「癒された」という表現になったのではないでしょうか。

欲しかったものが手に入ったんですね。では何が手に入ったのか……。それは「気持ちがわかってもらえた」ということなのですね。それは、いま自分の置かれた環境がもたらす苦痛や不安に理解を示してもらえたという、一種の安堵感かもしれません。

「どういうことで癒されたと思ったのですか？」とお聞きすると、「前の病院では、痛みがひどくて、毎日痛みと闘っていました。で、ここへ来て痛みがとれた。それも嬉しかったのですが、やがて死を迎えるという、そのさみしさ、はかなさ、やるせなさ……。そういう気持ちがわかってもらえたということがいちばん嬉しいです。痛みが取れたということもありますが、私の中では、気持ちがわかってもらえたという、そのことがいちばん嬉しかったのです。それで『ここに来て癒されました』ということばが自然に出てきたんだと思います」

「そうか、気持ちがわかってもらえたということが、癒されるということばにつながったんだな」

そんなふうに私は感じました。

末期患者さんの共通の願いが二つあります。私自身も、がんの末期になれば、おそらくこの二つの気持ちを持つと思います。

まず第一に、苦痛を和らげてほしいということ。末期患者さんは例外なく、何らかの苦痛を持っています。患者さんは全員、その苦痛を緩和してほしいのです。毎日毎日、とても強い痛みが襲う。その痛みが取れたらどんなにかいいだろうと願う。

ところが、痛みがとれたら次の問題が出てくるのです。それを私たちはかなり意識しないと見落とすことがあります。それは「気持ちをわかってもらいたい」ということ。自分の気持ちがこの人にわかってほしいということ。

痛みというのは身体の問題です。それが緩和されたら、こころの問題が浮上してくるのです。それが「気持ちをわかってほしい」。

患者さんがいだくそんな気持ちをすくい上げていくこと、それが「寄りそう」の第一歩で、それが「ホスピスのこころ」の中で、いちばん大切だと、私は思うのです。

「苦痛を取ってほしい」「気持ちがわかってほしい」、この二つのことは末期の患者さんが共通してもっていることです。ごく当たり前なことですけれども、非常に大切なことですからこころにとめておいていただきたいと思います。

患者さんの気持ちを理解する

それでは末期患者さんは、どんな気持ちで毎日を過ごしているのでしょうか。たくさんありますけれども、「つらい」「悲しい」「さみしい」「やるせない」「むなしい」「はかない」……。私が思い浮かぶ順番くらいに書いたものですけれども、これは総称すると「陰性感情」なんです。

感情には陽性感情と陰性感情がありますが、末期の患者さんは、ほとんど「陰性感情」に支配され、「陽性感情」は持たないのが普通です。

では、「陽性感情」ってどんな感情なのでしょうか。「陰性感情」のときと同じように「い」がつく「陽性感情」を二つあげてくださいと聞かれたら、「嬉しい」「楽しい」は出てきますが、そのほかには思い浮かびません。「気持ちがいい」というのもあるかもしれませんが、これは感情ではなく感覚です。このように、私たちの日常生活の中で、自分の人生を振り返ったときには、明らかに「陰性感情」のほうが多いんですね。

ですから末期患者さんの「陰性感情」を理解しようとしなければなりません。たとえわからなくても、何とかわかろうと努力しますという姿勢が、患者さんに伝わらなければいけません。

陰性感情を表現することばを会話の中に入れるということが、具体的には大切なケアのポイントになると、自分の体験から思います。

例えば「そうですか、それはつらいですね」「そうですか、悲しいですね」「ほんとに、やるせないですね」というような陰性感情を表すことばを、会話の中に

末期患者さんの共通の願い

・苦痛を取り去ってほしい

・気持ちをわかってほしい

⬇

末期患者さんの気持ち

・つらい、悲しい、さみしい、やるせない、むなしい、はかない（陰性感情）

⬇

患者さんの気持ちの理解

・陰性感情を表現する言葉を会話の中に入れる

例えば

・それはつらいですね

・そうですか、悲しいですね

・ほんとに、やるせないですね

しっかり情を込めて入れるということなんですね。

相手の気持ちを理解するとはどういうことかというと、こうした陰性感情を、会話の中にきちんと入れてあげること。つらい人に、「つらいですね」と言ったら、余計につらくなるのではないかと心配しがちですが、決してそうではありません。自分がつらいときに、誰かが「ああそうですか、それはつらいですね」と言ってくれたら、「あっ、わかってもらえた」という気持ちになれるのです。

「そうですか、それはつらいですね」「とっても悲しいですねえ」「本当にやるせないですねえ」というような陰性感情を表すことばを、会話の中でうまく患者さんに伝えることが、とても大切です。

ホスピスには時どき、研修医が研修に来ます。ある年の研修でこの話をしたら、一人の研修医がとても感動してくれて、ある日、「先生、今日あれ、僕やります」っていうんです。どういうことかなと思ったら、「患者さんのところで実践してみます」と言うので、よく話をしてくれる患者さんを紹介したんです。するとしばらくして帰ってきて「あー、失敗しました」と言うのです。「どうしたの？」と尋ねると、戦争の話ばかりする患者さんなのですが、じっと聞いていて、「それはつらいですね」と言うタイミングをはかっていたらしいのです。すると、それにふさわしい話題が来たので、「いまだ！」と思って、ものすごく力んで、「それはつらいですねえ」と叫ぶように口にしたらしいのです。するとその患者さん、「おおっ」っと言って、引いてしまったそうなのです。

当人は「情を込めすぎて失敗しました」と語っていますが、陰性感情をお伝えする場合は、情を込めることが大切です。

当人が落ち込んでいるので、なぐさめないといけないと思い、「初めからみんなうまくいかないんだ、静脈注射と同じだよ」と声をかけたら、ようやく気持ちがほぐれてきました。

余談になりますが、私はあまり器用なほうではなかったので、研修医時代には、細い血管に針をさす際、うまく入らずに、ずいぶん青あざをつくって、患者さんに嫌がられたことがあります。でも「場数」なんです。「場数」なんて失礼な言い方ですが、要するに「慣れ」。慣れるとどうってことはなく、スムーズに注射できるようになります。やっぱり練習が大切なんですね。

その彼はいま、山形県のあるホスピスで非常に立派な働きをしていて、うまく情を込めて「つらいですね」と言える医者になりました。人間は成長していくものです。

安易な励ましは会話を壊す

これだけホスピスケアと緩和ケアが認識されてきたにもかかわらず、一般病棟では、がん患者さんを扱う人たちが、まだまだ安易に〝励まして〟います。特に内科医にしろ、外科医にしろ、一般科の先生方に多いのです。

あまりえらそうなことは言えないのですが、私自身もホスピスケアをスタートする前までは、ずいぶん安易な励ましをしていました。でも安易に「励ます」はやってはいけない。それは、会話を遮断してしまうからです。

実際に私が経験した例ですが、ある患者さんに、「先生、私もうダメなのではないでしょうか」と言われて、どきっとしたことがあります。医師にとっていちばんいやなことばです。

そのとき私は、何のこころの準備もせず、オートマティックに「そんな弱音を吐いてはダメですよ、もっと頑張りましょう」と答えてしまいました。患者さんは「ハァ……」とうなずいたきり。そこで会話はストップしてしまいました。

これは先ほどの「相手の気持ちの理解」とは対極にあります。安易な励ましは、会話を遮断してしまうのです。

医療従事者は患者さんと会話を続ける間に、「死」ということばが出てくるのを恐れます。そこで、早くこの会話を終わらせたい。そのためには「励ます」こと。励ますと、必ず会話は終えられます。相手が二の句を継げなくなるわけですね。

幸い私は、それがよくないことだと、多くの方々に教えられ、それからは理解的な態度を取るようになりました。理解的な態度というのは、患者さんのことばに対して、「あなたが言いたいことを私はこのように理解しますが、私の理解で正しいでしょうか？」と、患者さんに問い返すことです。具体的には、患者さんのことばを自分のことばに置き換えて、患者さんに返すということ。そうすれば、弱音を吐きたい患者さんに、弱音を吐き切ってもらうことができます。弱音を吐き切るのは、患者さんにとって、とても大切です。

「先生、私もうダメなのではないでしょうか」と弱音を吐かれたら、「そんなこと言っちゃダメですよ、頑張りましょうよ」ではなく、患者さんのことばを自分のことばに変えて、もう一度しっかりと返してあげるということ。

「治らないのではないか……と、そんな気がするのですね」。これがいちばん患者さんのこころに響く表現なのです。

「もうダメ」ということばをそのまま使うというのもいいのですが、「治らない」という形で、少し表現を変えたほうが自然になります。

例えば、「入院してからもうふた月になるでしょう」と、ある患者さんが言ったとしたら「ふた月」を「2か月」に変えるだけでもいいのです。「早いもので、もう2か月ですね」と答えれば、患者さんのこころにすっと入っていきます。

こんなふうに、少しだけ自分のことばに変えたほうがいい。

あるとき「この頃だんだん弱るような気がして……」と言われて、「そうですか、次第に衰弱する……そんな感じなんですね」と、「弱る」を「衰弱」に変えたのです。

するとこのことばを聞いた途端、患者さんの緊張がとても高まって、絞り出すような声で「先生、私、死ぬことが怖くて……」と口にしたんです。私は圧倒されて、「ああ、そうですか……」としか言えなかった。しかしその瞬間に、いままで患者さんと私の間にあった緊張感が、すーと消えた。患者さんの表情が変わりました。「ああー、よかった」と、安心したような表情になったのです。しばらく次のことばを待っていると、この患者さん、たこ焼きの話をしだしました。「先生、今朝、娘がたこ焼きを持ってきてくれましてね」。私もたこ焼きが大好きなので、「たこ焼きっておいしいですよね」という具合に、しばらくたこ焼きの話が続いたのです。

この患者さんは「死ぬのが怖い」ということを、私に知ってほしかったのです。

私自身は、死ぬのが怖いと言われても、どうしようもないので、そんなことばが出る前にコミュニケーションを遮断しておこうという気持ちが働いて、安易に励ましていたのです。

この経験以降、死の恐怖を訴えた患者さんに、何人も会いました。でもその中で、「この怖さをなんとかしてください」と言われた患者さんは一人もいない。一介の医者が、死の恐怖を取り去ることができるなんて、誰も思っていない。でも、「死ぬことが怖いんだ」という気持ちだけはわかってほしいと願っているのです。その気持ちに気づくことがとても大切なのだと実感しました。

理解的態度を取ることで、三つのことが起こります。

第一に、会話が持続するということ。二つ目に、患者さんが会話をリードするようになるということ、そしてその結果、三つ目として、患者さんは弱音を吐き切ることができるということです。

では、ホスピスケア、緩和ケアの原点とは、いったいどういうものなのでしょうか。

私は1984年にホスピスを開設して以来、約2500名の方々を看取りましたが、ホスピスを開設したときに、ホスピスの働きを短いことばで表現できないかと思いました。

そして考え出したのが、「その人がその人らしい人生をまっとうするのを支える」ということば。何の躊躇もなく、「支える」ということばが出てきました。ところが、1000名ほどの患者さんを看取って、自分のホスピス医としての働きを振り返ったら、私がしてきたことは「支える」よりも「寄りそう」だと思ったのです。

そしていまは、「その人がその人らしい人生をまっとうするのに寄りそう」というのが、ホスピス緩和ケアの原点であろうと思っています。「支える」と「寄りそう」は大きく違います。どう違うのか、それをこれから説明します。

「全人医療」が求められている

「全人医療」ということばを聞かれたことがあると思います。実はあまり知られていないことなんですが、この全人医療ということばを日本で初めて使われたのが、淀川キリスト教病院の初代院長、ドクター・ブラウンです。

ブラウン先生が言う「全人医療」は、身体の健康だけを視野に入れる医療ではなく、こころの問題や社会的な問題、あるいは〝魂の痛み〟などといった、人間存在のすべての分野をケアするという概念です。それが徐々に浸透して、いまやかなりいろんな病院で、このことばが使われるようになりました。

ですが、全人医療を提供するためには、条件が必要です。まず、優れた技術力がないと、全人医療は提供できません。特に救急医療の分野。例えば、ひどい交通事故で頭を打って意識不明、死ぬか生きるか、瀬戸際のところで救急車で運び込まれた患者さんがいるとしましょう。そこでの最重要課題は、その人のいのちを救うという技術です。技術力がしっかりしていないと、その病院の全人医療は遂行されない。

救急部で働いている医師は、例えば患者さんに親切であるとか、こころが温かいということがあってもいい。しかし、いくら心が温かくて親切でも、延命の技術が拙劣では使命を果たせないのです。少々冷たくても、技術がしっかりしている医師が求められます。

とにかく技術力を〝差し出し〟たらいいのです。「私はこれに関してはちゃんとした経験を持っています。この私の技術を、さあどうぞ！」と、上から目線で一方的に差し出せばいい。

ところが内科や外科などの一般医療部門では、技術力だけでは勝負ができません。その医師の温かさ、親切さ、こころの広さなどが大切で、それが患者さんを支えるのです。差し出すだけではなく、下から支えることが必要になります。支えることができる技術力と、人間力がいるんですね。

その人間力に関しては、第2章で詳しく述べますが、多くの場合、やはり親切さがいちばん。これは温かさ、思いやりにつながります。そういった形で、技術力プラス人間力を持っていないと、一般的な臨床に携わるのは難しくなります。

こうして「支え」られたら、その次に「寄りそう」ということが必要になってきます。特にホスピス緩和ケアでは、「寄りそう」ということが最重要になってきます。寄りそうためには、実は医学的な技術力はあまり問われない。むしろ人間力が問われます。では、寄りそう人に要求される人間力とは、どんな力なのか、それはのちほど説明します。

医療には限界があります。身体に対しても、こころの問題にも、ある程度対処できます。社会的な問題に関しても、例えばソーシャルワーカーなどの専門家と協力すれば、なんとかなる。

ところが「魂の痛み」となると、医学の限界を超えてしまうのです。

例えば、あるホスピスの患者さんに、「先生、私がこんなにつらいのは、何かバチが当たったんじゃないでしょうか」と言われたことがあります。では「バチ」は、どこに当たるのでしょうか。身体でしょうか、こころでしょうか、社会的なことでしょうか？　全部違います。「魂」に当たるのです。

人間関係の悩みはこころに影響します。誰かに対してイライラしたり、一緒にいるだけで緊張するなど、他人と自分のこころの葛藤がひどければ、精神がまいってしまいます。しかしこの場合でも「あの人が私にバチを当てた」などとは言いません。人間が人間にバチを当てることはないんです。では、誰が当てるのか？　それが神様であるか仏様であるか、超自然的な力であるかはともかく、人間以外の何かが、人間の魂の部分に何らかの力を及ぼす。それが「バチ」なのです。

「バチが当たったんでしょうか」ということばは、一種の〝魂の痛み〟なのです。こんな場合には、宗教的な介助が必要になるかもしれません。それがキリスト教であっても仏教であっても、あるいは他の宗教でもいいですが、それを背負うことができるのは宗教の力しかないのではないか、そう私は思っています。

人間的な接近だけでは不十分で、スピリチュアルなアプローチが必要になる。「差し出す」「支える」「寄りそう」という人間が行う行為の先に、「全体を背負う」という、人間の領域を超えたワザが必要になる。技術力、人間力、宗教の力……そうしたものすべてが統合された形、それが全人医療に求められるものではないでしょうか。

「励ます」「支える」「寄りそう」は状況で異なる

ではここで、「支える」と「寄りそう」について説明していきます。がんを例にしてお話ししましょう。

がん患者さんの場合、その病期（進行具合）によって、こちら側の接する態度が変わってきます。最近ではがんも、早期発見・早期治療で治癒するケースが増えてきています。

「早期」の場合は、励ましていい。例えば大腸がんの手術をする前に、患者さん自身が頑張って治療を受け、早く元気になろうという気持ちを持っているときに、お見舞いに来た人が「頑張ってくださいね」と励ますのは、とても効果的です。

ところが、開腹してみると転移がひどく、完全に切除できずに手術を終えたとしましょう。数年後に再発をして、進行がんになったというときには、励ますというよりも、支えることばが必要になってきます。患者さんが落ち込んでしまわないように、支えることが大事です。そして、より病状が進んで末期になったとしたら、そこでは「寄りそう」という態度が必要になります。

ですから、がんの早期と再発・進行がんの場合、そして末期がんとでは、「励ます」「支える」「寄りそう」というように、接し方のニュアンスが変わってくるのです。

しかし、励ますことがいちばん簡単なので、最後の最後まで励ましっぱなしになってしまいがちですが、それでは、その患者さんの気持ちに沿うことにはならないということを知っておいてください。

では、この「寄りそう」と「支える」は、どう違うのでしょうか。自分と患者さんの立ち位置を想像してみてください。

支えるは、「下支え」ということばがあるように、下から支えるという概念です。寄りそうというのは、明らかに横からです。まず方向性が違います。そして「この人を支える必要がある」というふうに思うのは、「支えがなかったら落ちてしまう」という気持ちがこちらにあるからです。でも寄りそうということであれば、「寄りそってさえいれば、何とか進んでいくぞ」という感覚。寄りそうということばには「落ちる」という感覚はないんですね。少し抽象的ですが、そこが、「支える」と「寄りそう」の、大きな違いではないかと思います。

　振り返ると、私がホスピスをスタートさせたときに、強い痛みに耐えきれず、「この痛みをなんとかしてほしい」と訴える方が多くいました。そこでは「支える」ことが必要でした。なんとかしてあげないと、その患者さんが奈落の底に落ちてしまうほどの状態なので、鎮痛剤を使ったり、薬で難しければ神経ブロックや放射線治療などを施して、とにかくその痛みを和らげるために、支えてあげる必要がありました。

　支えることを重視する場合は、対処法が楽なんです。薬などの手段があるわけですから。自分が持っている知識や経験で、患者さんの痛みを取ることができたら、喜ばれますよね。「先生、おかげさまで痛みがずいぶん和らぎました」と感謝されて、「あ、支えることができたんだな」と、医者冥利に尽きるわけです。

ところが身体の痛みが緩和されたら、今度は必ず、こころの問題が出てきます。

「なんかちょっとイライラして、不安なんです」と。こんな場合、どうすればいいのでしょうか？　その不安や苛立ちを持つ患者さんのこころに、しっかりと寄りそうしかありません。

「不安なんですよねえ、ちょっとイライラしますよねえ、つらいですよねえ」

……そういう気持ちをしっかりと聞いて、寄りそっていく、横から寄りそうということが必要になります。

「寄りそう」と「励ます」が決定的に違う理由

また「寄りそう」と「励ます」も、かなり違います。〝方向性〟を意識して考えると、「励ます」というのは、人を外から動かそうとすることです。「頑張ってね」という場合、自分自身は参加せず、外野から声をかけるだけなのです。
「寄りそう」は違います。寄りそうというのは、〝そこにいる〟ということですから、厳しい局面から逃げ出さずに、空間をともにする。必ずその場にいることです。

先ほど、「安易な励ましは会話を壊す」とお話ししましたが、励ますことばが、人を腹立たせることもあることを、知っておく必要があると思います。

一つの例ですが、阪神・淡路大震災で６０００名以上もの方が亡くなりました。私も被災者の一人でしたが、震災直後に被災地で、しばらく医療活動ボランティアをしました。そのときにあるご夫婦から、こんな話を聞きました。

そのご夫婦の家はとても古く、瓦の重みに耐えかねて全壊してしまったのです。震災からしばらく経ち、つらい思いで瓦礫の片付けをしておられたところ、慰問に来られた人たちがバスで通りかかって、バスの窓から「頑張ってくださいね」と励ましてくれた。善意の声なのですが、奥さんはとても腹が立ったと言います。わかりますね。

「そのときにどんな声をかけてもらえたら、しっくりきたでしょうかねえ」と尋ねたら、しばらく考えてから「そうですねえ、いやーたいへんですねえ、っていうことばですかねえ」って答えてくれました。するとご主人が「うん、でもバスから降りて手伝ってくれたらもっと嬉しいよな」と(笑)。

バスの中から声をかけた人たちは、自分たちが〝参加〟していないのです。「頑張ってくださいよ」と言いっぱなし。それは、外から人を動かそうとする行為です。

先ほど述べたように、大腸がんの手術を前に「自分も頑張ろう」と思っている人に対しては、応援歌のごとく「頑張ってくださいね」はぴったりくるんです。ところが、せつない気持ちで瓦礫を整理していて、限界まで頑張っているとき、追い打ちをかけるように「頑張れ」と言われたら、腹が立つこともあるんです。

つまり「励ます」は、かなり注意しないと人を傷つけてしまう可能性があるということ。上から目線です。バスの上から下へ向かってのことば。でも寄りそうというのは、必ず横から。「いっしょにいますよ」という意志を伝えることばなのです。

「支える」は技術の提供、「寄りそう」は人間力の提供

「支える」と「寄りそう」の違いは、まだまだあります。「技術力プラス人間力を持っていないと、一般的な臨床に携わるのは難しくなる」と述べましたが、支えるというのは、技術の提供の意味合いが強いのです。ホスピスへ入院してこられた患者さんが訴える痛みに対して、私は自分の知識や技術、経験を提供して、痛みを和らげます。それは「支え」です。激烈な痛みに対しては、支えてあげないと〝落ちて〟しまう。そのために私は技術を提供します。そうして客観的な効果が感じられる。激烈な痛みで落ちそうだった人の痛みを取ることができます。

「先生ありがとうございます、おかげさまで助かりました」と感謝され、効果がはっきり見えます。

しかし、寄りそうという場合、技術の提供だけではすみません。人間そのもの

の、言い換えると全人的医療の提供が求められます。

技術を施して痛みを緩和させてあげても、患者さんは徐々に弱っていきます。そして看取りが近づいて会話もできないような状態になったとします。そこで私に何ができるか。私は横に座って腕をさすりながら、時どき「ねえ、つらいですねえ」といったことばをかけるのです。これが「寄りそい」です。そうして「穏やかな最期を迎えてくださった」と納得して、お見送りします。

でも、私が寄りそったから穏やかな最期を迎えられたのか、客観的な効果は感じられにくいものです。末期の患者さんに毎日寄りそったのは事実だが、私が寄りそわなくても、苦しまずに安らかに生をまっとうされたのではないかと思うこともあります。本当のところはわかりません。しかし、たとえ少しだけでも、私が寄りそったことが患者さんの穏やかな死に役立ったと、私は思いたいのです。寄りそうというのは、ある種の「無償の行為」だからです。

私には約２５００名の方を看取った体験がありますが、人は、一人一人、「死んでいく力」を持っていると考えています。死んでいく力というのは、おかしい表現かもしれませんが、しっかり寄りそいさえすれば、みんな、安らかに亡くなっていかれます。死んでいく力を持っておられるからです。

私自身が主治医だったわけではありませんが、個人的にも、私の周りで亡くなった人は多いのです。4年前に母を看取りましたし、それ以前にも、おじとおばを八人看取りました。私の家はがん家系で、死因はみんながんでした。私だけがまだ健在なのですが、みんなとにかく、しっかりとした「死んでいく力」の持ち主でした。人間はみな、確実に死ぬわけですから、神様が死んでいく力を与えておられるのではないか……そんなふうにさえ思います。

「寄りそい」でやすらぎを与える

左ページの写真を見てください。タイトルは「支える」です。若い娘さんが三人で、一人の人を下から支えています。支えるためには技術が必要で、バランス感覚や力が不可欠。支えがなかったら、確実に上の人は落ちます。力を抜くと、

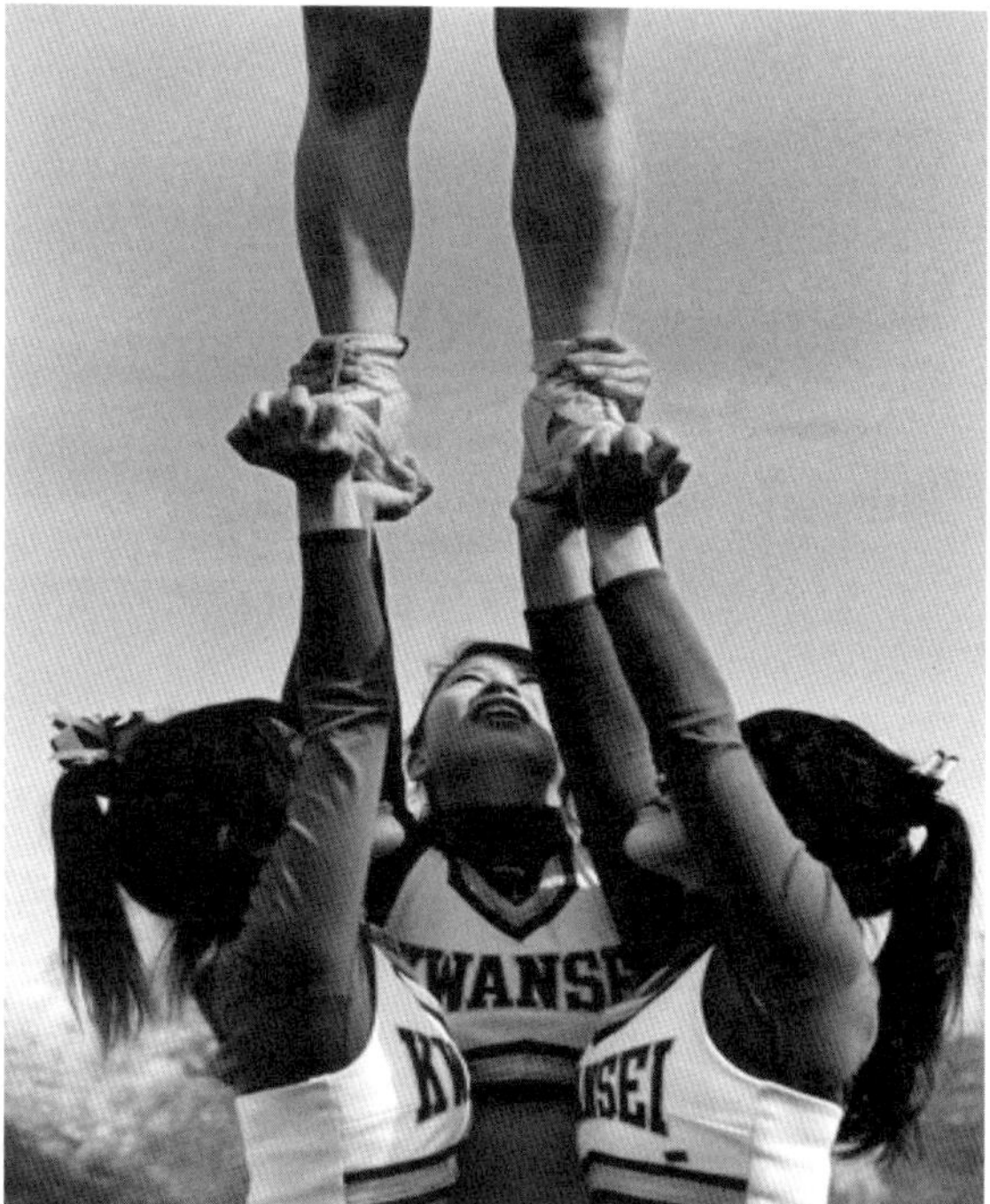

支える

落ちてしまうんです。

次の写真は「寄りそう」です。少女が小さな象に寄りそっています。では、寄りそってもらったら、どんな気持ちになるでしょうか。感謝と安らぎが、寄りそいの結果だと思います。この子象は、寄りそってくれている少女に感謝しているんです。その感謝の気持ちが、背中に現れていますね。そう感じられない人は、自分の感性を疑う必要があります（笑）。安らぎは、明らかに耳ですね。安らいだ気持ちでいないと、耳がこんな形にはなりません。

もう一つ、東日本大震災のとき、仮設住宅の前で撮った写真です（54ページ）。このおばあさんに女性が寄りそっている。彼女はナースなのか、ソーシャルワーカーなのか、あるいは一般の女性なのか、一切わからないのですが、寄りそう気持ちを持って、寄りそっているということが感じられる、素敵な1枚です。

寄りそってもらっているおばあさんを見ると、全体的に安らぎが感じられます。

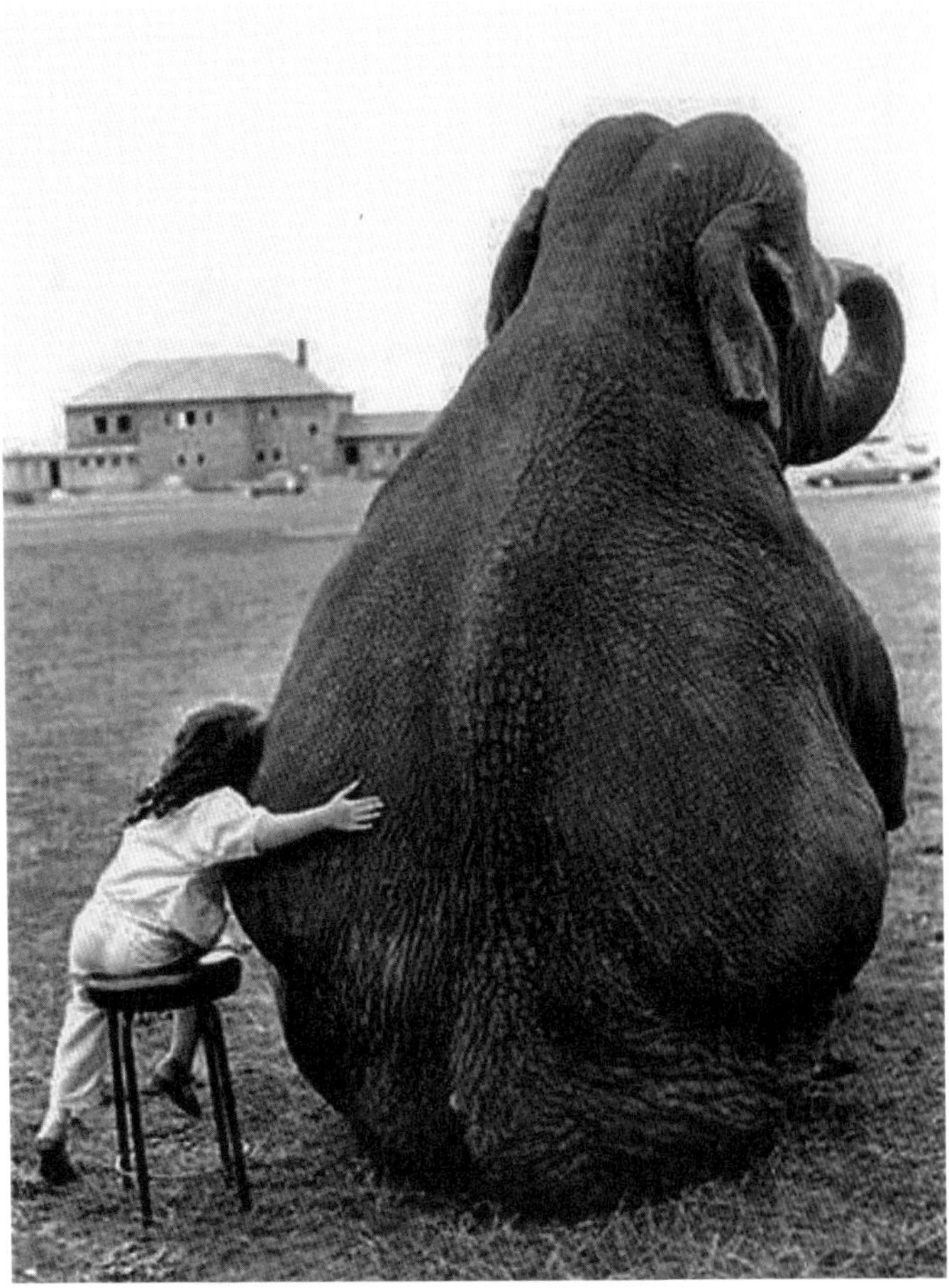

寄りそう

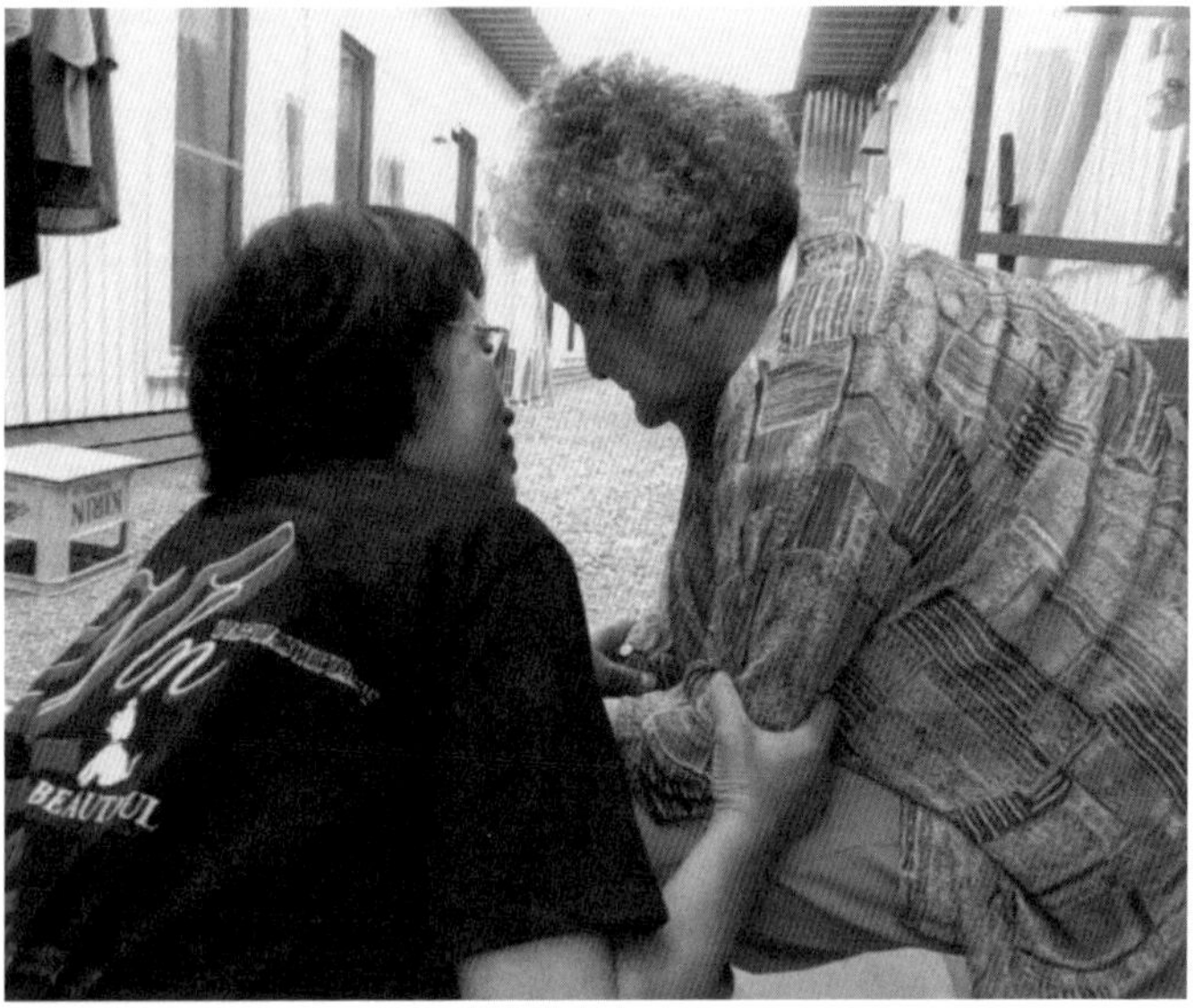

寄りそう

それと感謝。ありがとうという感謝の気持ちがあるからこそ、安らぎが感じられるのかもしれません。寄りそいの結果は、感謝と安らぎであると、私は思います。

ある麻酔科医が語ったことばが印象に残っています。

「患者さんの痛みが取れると困るんです……」

彼は、患者さんに痛みがあるうちは、麻酔薬や針の角度を変えたり、いろんな工夫で、自分の知識や経験を活かすことができるわけです。ところがそれが成功して「先生、おかげさまで、痛みがずいぶん楽になりました、ありがとうございました」と言われたら困るというのです。「そのあと必ず、さみしいとか、つらいとか、不安だとか、気分が落ち込むだとか、こころの問題が出てきます。私はそれにどう対処していいかわからないからです」と。「とても正直な先生だな」と感じました。

痛みなど身体の症状が緩和することはとても大切ですが、繰り返し述べているように、そこからこころの問題や社会的な問題が始まったり、〝魂の痛み〟が始まったりする。それを和らげてあげるのが「ホスピスのこころ」というものだと考えます。

その対極で、こんな緩和医療医のことばがあります。

「症状のコントロールができれば、私の仕事は終わりです」

私はとても腹が立ちました。「技術を提供して患者さんを支えるけれど、人間力を提供して寄りそうことをしない」という宣言なんですね。でも、痛みが取れたら仕事は終わりではなく、そこからが本当の始まりなのです。

〝受け身の踏み込み〟を大切に

ここまでで「寄りそう」ことの意味はおわかりいただけたと思いますが、では実際にどうしたらいいのか、具体例を出さないと理解しにくいでしょう。そこで、こういう会話を交わすことが寄りそうことだという、典型的な例をご紹介しましょう。

患者のAさんは68歳、卵巣がんの末期です。肝臓と肺に転移をしていて、残り時間が大分少なくなってきている。家族は40代の娘さんが一人おられて、この娘さんが5歳のときにAさんは離婚をして、親一人子一人で経済的にも苦労をしたそうです。娘さんにも、さみしさを味合わせたばかりか、経済的な苦労をかけてすまなかったという気持ちを持っておられます。

主治医とは非常にいい関係を保っていたのですが、病状の説明を受けて「残り時間がそれほど長くない」ということがわかって、とてもつらい思いをされた。そんな状況で、スタッフと患者さんとの会話が始まります。このスタッフは臨床心理士で、カウンセリングや患者さんとのやり取り、共感的な理解などに関しては、かなり経験もあるし、非常に優秀な方です。私もこの逐語録を読んで「さすがだなあ」と思いました。そんな背景の中で話が進みますが、この会話のやり取りを受けて、解説をつけてあります。

Aさん　「この間、先生に悪い病気と言われてね。自分でも、うすうすそんな気はしていたんだけど、でも、どうしたらいいか……」

――これは、かなり重い問いかけですよね。

スタッフ　「そうでしたか、どうしたらいいかと、戸惑っていらっしゃったのでしょうか」

――これは「理解的な態度」なんですね。「どうしたらいいか」というのは戸惑いの表現ですから。「戸惑って」というのは自分の解釈ではなく、「どうしたらいいかと思っておられたんでしょうか」という意味でしょう。この「戸惑って」ということばを入れたことで、会話として自然になっていますね。

Aさん　うなずく、沈黙。「もうすぐかしらね」

――これも重いことばですよね。

スタッフ　「もうすぐという感じがするのですか」

――これも理解的な態度です。理解的な態度では、必ず患者さんが会話をリードします。

Aさん　うなずく、沈黙。「どうしてこんな病気になったのかしらね。あんなに気をつけていたのに」

――多くの患者さんが、よく思うことですね。なぜ、なぜ自分が……。

スタッフ「気をつけていたのに、どうして病気になったのか、とくやしい感じですか」

――「くやしい感じなんですか」と、少し踏み込みました。理解的な態度を取り続けると、やや不自然になる場合があります。理解的な態度を続けながら、時どき質問をしたり、ちょっとした踏み込みが必要になることがあります。私はそれを「受け身の踏み込み」と定義しています。

Aさん「そう、でもこんなになって、私の人生は一体、何だったのかしらね」

――私も、第一線でやってたときに、よく、「私の人生って一体何だったんだろう」と言う患者さんに会いました。でも答えなどはありません。スピリチュアルな質問には答えがないんですね。それに対してスタッフはしばらく沈黙したあと、
スタッフ「何だったか、ことばにすると何だったと思われるのですか」

――かなりの踏み込みです。「ことばにすると何だったと思われるのですか」は「ことばに出して言ってみてください」という一歩進んだ踏み込みですね。そんなことは答えられるはずがない。でもこの患者さんは、こう言いました。

Aさん　「一生懸命やってきたんだけれども、でも、もう長くないみたいだから、どう死んでいくのかしらね」

――自分の人生は、何だったのですかと聞かれたときに、「一生懸命生きてきたことが私の人生なんです」という、答えを言っているわけですね。

Aさん　「でも、もう長くないみたいだから、どう死んでいくのか……」

――どう死んでいくのかということが、この人にとってはいまいちばんの大きな課題なんですね。

スタッフ　「一生懸命やってこられたのですね、長くない、どう死んでいくのかと思っておられる……」

――これも理解的な態度、受け身ですね。それに対して、「こればっかりは、どうなるか、わからないねえ」と患者さんは答えた。それに対してスタッフは、

「そうですねえ、どうなるかわからない」。これも、指示も何もしていない、受け身の態度です。

それに対してAさんは「あと何をしたらいいか、って」ということばを発しました。「何をしたらいいか」ということばが出たときには、「何かしないといけない、したほうがいい」という気持ちを持っていると考えて、まず間違いないはずです。そこでスタッフは「何をしたらいいのか、いちばん何をされたいですか」と聞く。

――これも、理解的な態度というよりも、明らかな踏み込みの態度です。「何をしたいですか」と質問したのです。そこでAさんは沈黙。「娘に、すまなかったと言ってないんだわね」。そして少し涙ぐむ。

間接的ですが、娘さんに謝罪をして死にたいという気持ちが明らかにあるのですね。それに対してスタッフは「すまなかったって、娘さんに謝りたい？」。

私の性格では、「やっぱり、娘さんに謝ったらどうですか」と言ってしまいかねない。「謝りたい」と思っているに違いないので、話を持ちかけたら、「わかりました、それじゃあ謝ります」って、いうふうに話が進むだろうと思うのです。しかしこのスタッフは、それを言わない。「言わない力」だと思うのです。「すまなかったって、娘さんに謝りたい……」。本心は謝りたいんですね。涙を浮かべて、「小さいときから、つらい思いをさせてきたので、かわいそう」と。でもスタッフは、「それなら謝ったほうがいいと思いますよ」とは言わない。そのかわり、「娘さんのことが気がかりなんですね」と語って、その次のことばが見事です。

「本当に大事に思っていらっしゃるのですね……」

感心しました。このことばが患者さんのこころに響いたんです。それで患者さんは泣き出したんです。するとスタッフはＡさんの肩を抱き、しばらくソファーで寄りそっていました。泣きじゃくるＡさんのそばへ行って、肩に手を置いて、何も言わず、それで終わり。この終わり方もとてもすごいと思うんですね。

このあと何が起こったかっていうと、その翌日、娘さんが洗濯物を届けに来たときに、Ａさんは娘さんに謝ったのです。

「本当につらい思いをさせて……一度、謝ろう、謝ろうと思っていたんだけど、いままでその機会がなくて。でもお母さん、近い感じがして、とにかく死ぬまでにきちんと謝っておきたいとずっと思っていて、本当にごめんなさい」

そう言うと、娘さんは「お母さん、何言ってるの、そんなこと私思ってないよ。でも、正式に謝ってくれてありがとう。あたの謝罪を受け取ります」と。

正確ではありませんが、そういう会話が成立したわけです。Aさんはそれから2週間後に亡くなりましたが、その2週間、精神的にとても落ち着いた状態で毎日を過ごしていたそうです。素晴らしいスピリチュアル・ケア、魂のケアだったと、いまでも感心します。

「患者さんとともにある」存在

そこで、私自身のホスピスケアの原点になっている患者さんとの出会いをお話ししたいと思います。

私はもともと精神科の医師で45歳までは精神科一本でやってきたのですが、あることをきっかけにホスピスに目覚め、それから内科の研修を受けてホスピス医になりました。そして精神科医としてまだ駆け出しの頃、医局のローテーションに従って、1年間の予定でK病院に赴任しました。

その精神科病棟にいたのが、47歳のYさんという女性です。カルテには「緘黙《かんもく》症」と書かれていました。「この1年間、一言もしゃべらない」と記載されているのです。精神科の部長も私の前任者も、薬を工夫したり、グループ療法、行動療法、作業療法、さらに、いまはほとんど行われない電気ショック療法まで試みましたが、まったく効果がない。音には反応するので、耳は聞こえていることはわかっているのですが、仮面のような顔貌《がんぼう》をしており、いかにも感情が動かない感じがしました。私も緘黙症に関する書物や文献を調べて、効果がありそうな方法はすべて試みたのですが、Yさんは一言もしゃべってくれないのです。

赴任して半年ほど経った頃です。半ばあきらめかけて、もう仕方ないなという気持ちになりかけていたときに、たまたま医局にあったジャーナルを読んでいると、英語で“Being with a patient”という記事が目に入りました。「患者とともにいる」という意味ですね。それは「緘黙症の患者と生活をともにすると、時間はかかるがことばを発するようになるケースがある」という報告だったんです。

私はこの記事を上司に見せて、普通、詰め所で行うカルテの記載などの仕事を、Yさんの部屋に机を持ち込んで、そこでさせてほしいと頼んだのです。部長は不承不承に許可してくれました。それから半年間、私は診療以外のかなりの時間、Yさんの部屋にいました。勉強や読書も、できるだけYさんの部屋でしました。Yさんは、私の存在にはほとんど無関心のようで、時どき「Yさん、もう何でもいいから一言しゃべってよ」と懇願しましたが、まったく反応がありません。

その病院勤務の最終日、荷物をまとめてタクシーで駅まで行くという段階で、医局の人たちや数人の患者さんが、玄関まで見送りに来てくれたのです。

「お世話になりました」とお礼を言って、顔を上げたとき、いちばん後ろにYさんがいるのが見えました。嬉しくなって、Yさんに手を振ったとき、信じられないことが起こりました。Yさんが一言、「ありがとう」とつぶやいたのです。

自分の耳を疑いましたが、その場にいたみんなが、そのことばを聞いたのです。私はタクシーの中で涙があふれました。Ｙさんはその後また、一言もしゃべらなくなり、そして数年後、肺炎で亡くなったと聞きました。

これを私は、小さな医学雑誌に「緘黙症の一例」ということで症例報告をしたのですが、私にとって貴重な体験になりました。一緒にいただけなのですが、それが彼女に、「ありがとう」の一言を言わせたのです。

自慢するつもりではありませんが、こういう奇跡的なことが人間には起こるということです。「ともに存在する」ということ、つまり「寄りそう」ことで奇跡が起きました。それが私自身の、ケアの原点になりました。

「死の医学化」が問題

先ほど「全人医療の大切さ」をお話ししましたが、それは現代では「死の医学化」が、大きな問題になっているからです。医学の目でしか人間の死をとらえられないということです。

死というのは、きわめて人間的な出来事です。英語では「死」を「Human issue」（人間の出来事）ととらえています。また、人間というのは社会的な存在ですから、「Social issue」でもあります。決して医学的な出来事「Medical issue」ではありません。もちろん、医学的な側面は伴いますが、死はもっともっとトータルな人間の出来事であり、社会的な出来事なのです。

しかし、死を医学の視点からしか見なくなり、「医学的な出来事」というふうに矮小化する傾向があります。少なくとも私がホスピスを始めた頃は、ほとんどの人が病院で死を迎えていて、死というものが日常生活から姿を消してしまっていました。そのため、死の医学的な側面だけが浮き上がってしまい、トータルに死をとらえるという視点が失われていました。「そうであってはいけない」という気持ちを強く持ったものです。そういう意味では、ホスピスというのは死の医学化を〝阻止する〟という側面があるのではないでしょうか。

私自身がいまいちばん危惧しているのは、「ホスピスの医学化」（Medicalization of

Hospice）です。ホスピスや緩和ケアというものが医学的な側面のみから、「死をどうとらえるか」ということが取りざたされている。40年ほど前に時代が逆戻りして、本来、トータルなものであるはずの死のあり方を忘れ、医学的な側面ばかりがクローズアップされる。それがとても懸念されます。

例えば、「痛みのコントロール」「症状のコントロール」というのは医学的な側面です。緩和医療に従事する若い医師でも「症状のコントロールができれば、私の仕事は終わりです」と語ることがあります。このことばに象徴されるような、死というものの医学的な側面だけしかケアしないホスピス緩和ケア病棟が増えるのは困ったことです。

いま日本全国には４００以上のホスピスがあります。その中で、一般病棟とあまり変わらないところも少なくない。「症状をコントロールさえすれば、この病棟の仕事は終わりだ」と、思っているような節がある。それがすごく怖い。

死の医学化と同時に、ホスピス緩和ケアの医学化を食い止めていくという働きが、いま必要なのではないかと思っています。

第2章

ケアする人に必要な「人間力」

ミルトン・メイヤロフが語る「ケアの本質」

前章で「ケアする人には人間力が必要」と述べました。それを詳しく説明する前に、『ケアの本質――生きることの意味』（田村真・向野宣之訳、ゆみる出版）という本を紹介します。今日の「ケア」理論の生みの親とも言えるミルトン・メイヤロフの著書で、英語では『On caring（オン・ケアリング）』という題名になっています。

ミルトン・メイヤロフは、私自身がホスピスケアをスタートして以来、ずっと心がけていたこと、心がけてきたことを、本の中で二つにまとめてくれています。

一つは、「ケアの双方向性」ということです。ケアというものは決して一方的なものではありません。ケアは、提供側が一方的に提供するのではなく、ケアを提供する側も、受ける側からたくさんのものをいただくことができるのです。それを「ケアの双方向性」といいます。つまり、ケアには、与えるという側面と受けるという側面の両方がある、ということです。これはとても大切な概念だと思います。

“Real care has two sides, giving and receiving.”

「ケアには、与えるという側面と受けるという側面の両方がある、それがケアの本質である」と、英文では記されています。

もう一つ大切なのは、「ともに成長する関係である」ということ。ケアリング・リレーションシップ（caring relationship　配慮的な人間関係）、つまり、ケアを通じて成立する関係性は、ともに成長する関係であると、彼女は語っています。

この二つのことば、「双方向性」と「成長する関係」というのが、ケアの本質を表現する非常に重要な概念です。

“One can grow personally through a caring relationship with another person.”

「他の人と配慮的な人間関係を持つこと、それを通してその人は個人的に成長することができる」ということです。

繰り返しますが、私はホスピスで２５００名の人を看取りました。私自身が持っているケアのこころを提供しましたが、それ以上に、私自身が患者さんやご家族から受け取ったものの方が多いのです。ケアということを通して、たくさんのことを教えていただきました。おそらく緩和ケア病棟等で働いている医師や看護師の方々も、同じような感覚を持っておられるのではないかと思います。

ケアする人の持つべき資質とは

メイヤロフは『ケアの本質』の中で、「ケアする人の持つべき資質」というか、「ケアを提供する人はこういう点に気をつけてください」という注意点を、以下のように説明しています。

1—知識

まず「知識」の重要性。知識というと堅苦しく感じますが、要するに「知ることが大切」ということです。何を知るのか、患者さんが置かれている状況です。「ケアは単に善意や親切心ではない。真のケアは、その人が持っている力の限界や必要性などに関して知識を得、その人を理解しなければ提供できない」と語っています。

「その人」というのは、ケアされる患者さんです。極端に言えば、患者さんの〝すべて〟を知らなければ、真のケアは提供できないということです。

もう一つ大切なのは「ケアを提供する者も自分の力や限界を知る必要がある」ということ。我々は一人の人間であって全能の神ではないので、必ず限界を持っている。自分に何ができるか、どこまでできるかを正確に把握できなければ、真のケアはできないのです。

2 ― 正直

そして「正直」であることが大切だと、彼女は述べています。

「正直とは単に嘘を言わないとか、人をだまさないといった意味ではない。ケアするためには、その人のあるがままを見なければならないということだ。『このようにあってほしい』とか、『こう考えてほしい』という希望を強く持ってはならない。現実は不快なことであっても、それをそのまま正直に受け取ることによってのみ、ケアが可能になる」というのです。

つまり、「相手のありのままを受け取る」ということです。私にも、時どき腹が立つ患者さんがいます。「なんでこの人は、こんなに私を苛立たせるんだ」と感じるほどの人もいますが、この人はこういう人なんだ、それはこの人の持ち味なんだと、素直に受け取って、決して色眼鏡で見たり、〝嫌だから〟と区別や差別をしないこと。それが「正直に」ということになります。

3—信頼

「信頼」も大切な要素です。

「他の人を信頼するとは、成り行きにまかせる勇気を持つことである」と、彼女は言っています。

「成り行きにまかせる」とは、決してネガティブな意味ではなく、非常に勇気ある発言だと思います。

患者さんに対する場合も、同僚と接する場合も、相手の気持ちより、こちら側の「こうあってほしい」「こう考えてほしい」という希望や思惑が優先してしまうことがあります。あるいは、相手の希望を無視して、強引にこちら側の思う方に引き戻し、軌道修正してしまいがちです。でも、それでは相手の成長を止めてしまう。そんなときこそ、成り行きにまかせる勇気を持つべきだと思います。

そして「恐れのために不確かなことを避ける傾向があるケア提供者は、ケアを受ける人がその人らしく成長するのを妨げてしまう」とも、メイヤロフは述べています。

これは少し難しい概念ですが、私たちケアする側の人間が、「この人、こんなふうになったら困るなあ」と思ったときに、その方向に行くことを心配しすぎると、その人の成長を妨げてしまうというのです。少々おかしいなと思っても、それをそのまま見ていく勇気が必要で、そういう勇気が、初めてその人を成長させるのだということですね。

4　謙遜

次は「謙遜」です。これも大切なことです。

「他の人について、また自分について、いつも謙虚に学ぶ姿勢が重要である。自分のケアの仕方が他の人より優れているなどと思ってはならない。それは人の成長よりも、自分のことに関心が向いている証拠である」ということば、人間心理の核心をついたものだと思いませんか？

5　希望

「希望」も大事です。

「ケアを提供することによって、人は成長するのだという希望を持つことが重要である。その希望は、受け身で何かが起こるであろうと期待するのではなくて、積極的な援助関係から生まれる」

だからこそ、ケアリング・リレーションシップというのが、積極的な人間関係になるのです。積極的に他人を援助することによって、自分もまた人間として成長するんだという、そういう希望を持つことが大切だということですね。

末期患者とのコミュニケーション

ホスピスという仕事をしていますと「末期の患者さんとのコミュニケーションで大事な点はどういうことですか」と、質問を受けることがよくあります。

そこでいつも言っているのは、末期の患者さんも〝今日を生きておられる〟ということです。ですからコミニュケーションの方法自体は、基本的には一般の患者さんと同じ。変わることはありません。

しかし、末期の患者さんは〝やり直しがきかない状況〟で〝今日を生きている〟。回復可能な患者さんはやり直しがきくんです。たとえ医師の不適切なことばに傷ついたとしても、元気になって退院すれば、社会に復帰できる。つまり、やり直しがきくということです。

ところが末期の患者さんの場合、ナースがなんとなく冷たくて嫌な感じがした

末期患者さんとのコミュニケーション

末期患者さんも“今日を生きている”。それゆえ、コミュニケーションの方法は基本的には一般の患者と変わらない。

しかし、末期患者は“やり直しがきかない状況”で“今日を生きている”。

としましょう。すると、そんな感情を引きずったまま世を去っていくことになります。それがどれだけつらいことか、相手の身になって考えればわかるはずです。

したがって、間違いは許されません。もちろん人間ですから、絶対に間違わないということはありえない。しかし、コミュニケーションをとるうえで、きちんとわきまえておくべき点があります。それが「人間力」なのですが、もう少しあとで説明します。

作家・辺見庸氏のことばが示唆してくれるもの

作家の辺見庸さんが、ご自身が脳出血で入院したときに感じたことを書いています。

「右半身にまひが残った。赤ちゃんことばで話しかける医師には『偏方向の視線』を感じた。医師はおそらく、理解能力が不足しているかもしれないと考えて、赤ちゃんことばで話しかけたのであろう」

そんな医師の態度に、作家独特の表現で苦言を呈しています。

「偏方向の視線」というのは、きちんと自分に向き合ってくれていないということです。「後遺症でことばには窮してはいたが、想念は動いていた。『診られる側の視線の欠落』に、かつて侵略した国々に向けた日本人のまなざしが重なった」

すごい表現だと思います。戦時中、日本はアジアの各地を侵略し、その土地の人たちを悲惨な目に遭わせました。医師の視線に、それと同じまなざしを感じたというのです。

よく「やったほうは忘れるが、やられたほうは忘れない」と言われます。これは辺見氏独特の鋭い見方かもしれませんけれども、人間はどんな場合でも「弱者の立場」に思いを寄せないといけないということだと思います。

もう少し日常的で、同様の話があります。知り合いの患者さんから聞いた話です。

80歳、元・大学教授の男性が、肺炎のため某大学病院へ入院しました。するとそこで若いナースが、「おじいちゃん、オシッコ出た？」と尋ねたというのです。このことばに彼は大ショックを受けたそうです。無理もありません。尊厳を無視され、子どものように扱われてしまったのですから……。

しかしこのナースは、自分のことばが彼にどんな影響を与えたかに、まったく気づいていない。むしろ、親しみを込めたよいことばとさえ思っていたかもしれません。

彼にとっては、「いま自分はそのように見られているのか、そんな状態になってしまったのかという屈辱感だけが残った」というのです。患者さんにとっては、ほんとにつらい体験だったのです。

「人間力」とは何か？

これらはいずれも、不用意なことばが相手をどれだけ傷つけるかに関して、想像する力が足りないために起こった〝事件〟です。「人間力」が足りなかったせいだと思います。

では、ケアをする人に要求される「人間力」とはどのようなものでしょうか。

私が大切だと思う「人間力」を挙げてみます。

私は常々、「ケアする人に人間力が必要だ」と思い、「どんな力が必要か」を考え続けてきました。それがこの10項目です。重要度に応じて順番を決めようとしたけれどもなかなか決まらない。

それでも初めと終わりだけは決まりました。「聴く力」というのがいちばん。最後が「ユーモアの力」。このテーマに関しては、「他の人は多分ユーモアの力とは書かないだろうな」と、自分の独自性（?）を主張するために、最後に入れました。

残りの8つは、根拠がある順番ではありません。それから、いちばん難しい力は2番の「共感する力」。「共感力を高める、共感することが大切だ」などと簡単に言いますが、共に感じるということ、こんなに難しいことはありません。

ケアする人に必要な人間力

1 聴く力
2 共感する力
3 受け入れる力
4 思いやる力
5 理解する力
6 耐える力
7 引き受ける力
8 寛容な力
9 存在する力
10 ユーモアの力

ケアする人に必要な人間力

１―聴く力

それでは、順番に説明していきます。

まずは、いちばん大切な「聴く力」です。左ページの写真を見てください。これは「聴く力」を象徴するような写真です。

セント・クリストファー・ホスピスで若いナースが、患者さんのことばに聴き入っているところです。「聴く」という姿勢が感じられるはずです。

セント・クリストファー・ホスピスというのは、１９６７年に近代的ホスピスの第１号としてドクター・ソンダースがつくったイギリスのホスピスです。私は２週間ばかり彼女のもとで研修させてもらいましたが、そのときに撮った写真です。肺がんの末期の女性患者さんで、衰弱が進んで、この写真を撮って３日後に亡くなりました。そばにいるのは若いナースです。全身を耳にして患者さんが小さな声で言われることに耳を傾けている、そんな感じが写真を通して伝わってき

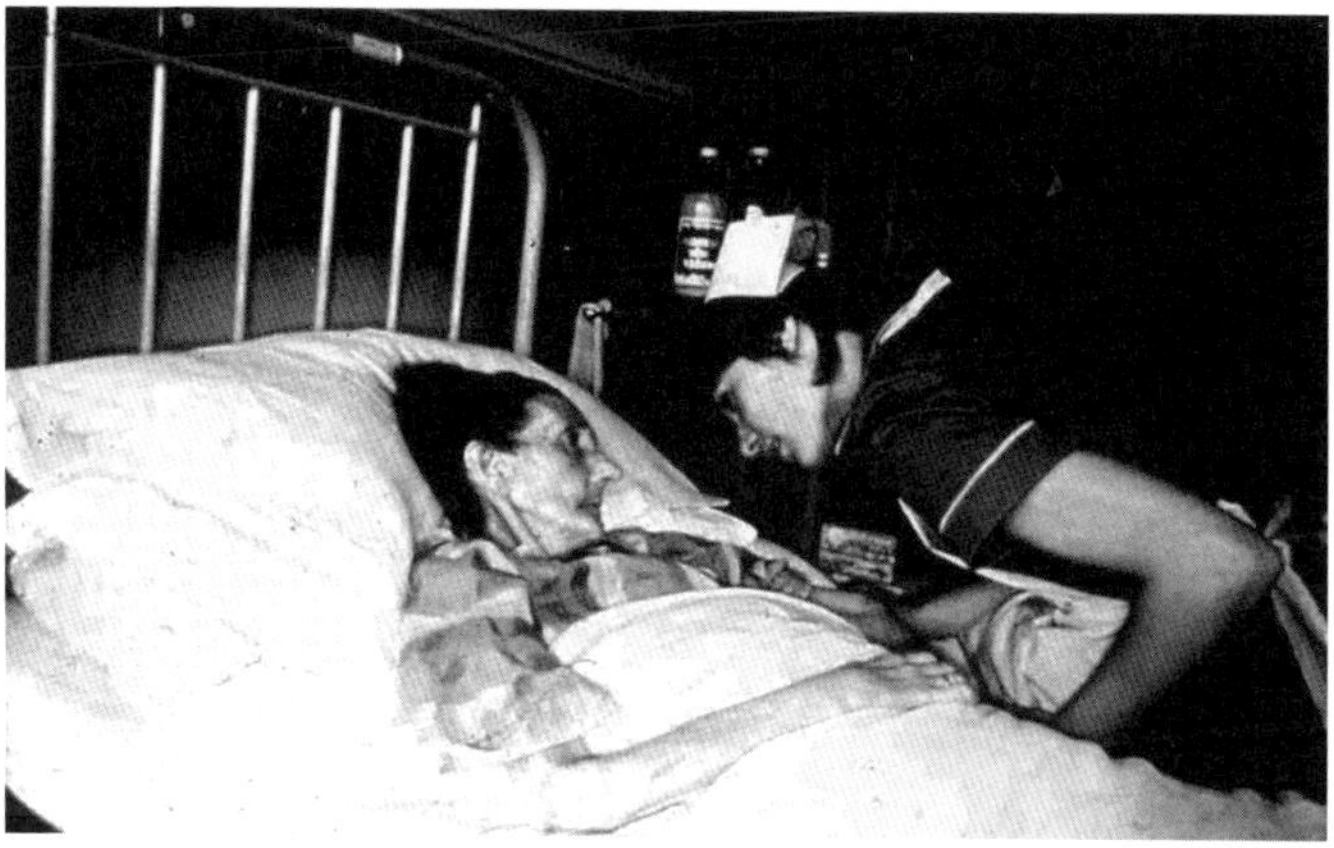

聴く力

ます。これが「聴く」ということなのです。

「聞く」と「聴く」では大きく違います。「きく」という字には、「新聞」の「聞」と「傾聴」の「聴」の両方がありますね。「聞く」という場合は、真ん中に「耳」の字がありますね。つまり耳だけを働かせるイメージ。ただ何となく聞くという感じです。もう一方の「聴く」の字には「耳」だけでなく「心」という字もあるので、「耳を心にして」とか「心を耳にして」といった意味が込められているのではないでしょうか。ただ何となくではなく、個人的な関心をもってしっかりと聴くということ、心を込めて耳を傾けるという感じです。

例えば、歯医者の待合室にバックグラウンドミュージックが流れていますね。この場合、ただ何となく聞いているだけで、決して聴き入ってはいない。でもお金を払って音楽会に行ったら、お金も払っているからしっかり聴こうとします。英語でいうと「聞く」は「hear」、「聴く」は「listen」になるのだと思います。

ある講演でこの話をしたら、中年の女性が来られ、「先生のお話をうかがっていて、『聴』には『耳』と『心』だけでなく『目』も入っていることに気がつき

「聞く」と「聴く」の違い

〈聞く〉	〈聴く〉
耳のみ	耳と心（耳を心にして、心を耳にして）
ただ何となく聞く	個人的な関心をもって しっかりと聴く
hear	listen

ました。ちょっと横になっていますけれども……」

確かに入っていますね。その方が言われるには「傾聴というのは目と目を合わせて耳を心にしてしっかりと聴くことだと思います」と。私は「その話いいですね。どこかで使わせていただきます」と、それからしばしば題材にさせていただいております。

「叶う」とは、どういうことか?

少し脱線しますが、日本語の漢字というのは、とても面白いものです。文字一つで物語をつくることができるのです。いま挙げた例だけでなく、例えば「女」の字。「若い」うちは「娘」さんというと少し語弊がありますが、結婚して家付きになると「嫁」さんになり、ぐっと古くなると「姑」さんになります。

こんなふうに、ちょっと〝やりすぎ〟のストーリーをつくる人もいて、面白かった話をご紹介しましょう。

ある教会の講演に招かれて、この「聴く」大切さの話をしました。終了後、牧師の先生のお部屋に行って話していたら、牧師の先生が「聴くという字には十字架がありますね」と言うのです。確かにあります。続けて言われるには、「聴くということは十字架の上で私たちの罪を死をもって贖《あがな》って死んでくださったイエス・キリストのことを思いながら、目と目を合わせて心を耳にして聴くことだと思うんですけれども……」

さすがに「先生、ちょっとやりすぎでしょう」と、思わず言ってしまいました。でもこんなふうにストーリーをつくると、想像力が広がっていきます。

もう一つ脱線します。嘔吐の「吐」という字、口へんに土です。これを「口へんにプラスマイナス」と読みます。口というのは、プラスになることばもマイナスになることばも吐き出すので、マイナス（－）を意識してやめ、プラス（＋）のことだけを言い続けると、相手の気持ちに「叶う」ようになるのです。これもこじつけですが、「うん、そうだな」と思えれば、マイナスのことは口にしなくなるかもしれません。

「サラダ語状態」でも「聴く」能力はなくならない

「聴く」ことに関する話を続けましょう。私が精神科の医師をしていたときの印象的な出来事で、急性の心因反応を示した女性の話です。

精神科の医者になって2年目のこと、その日は某精神病院の外来を担当していました。28歳の人妻Mさんが、母親に付き添われて診察室に入ってきて、椅子に座るなり、関係のないことばを並べ始めたのです。

「空が……家の雲……自動車……あの人、赤いマフラー……」といった具合です。精神科の教科書に記載されている「サラダ語」（サラダのようにいろいろのものを器に入れたような状態）という症状で、急性の心因反応の特徴の一つとされます。

「夫の浮気が判明して、急に精神的に不安定になったんです」と、母親は語ります。

「入院の必要があるな」と瞬時に判断し、Mさんの顔を見て、どの病棟に入院してもらおうかと考えていました。空きベッドのある病棟と彼女の病状を考えながらどこが適当かに思いを巡らせていたのです。

すると突然Mさんが、「先生、私の言うことをしっかり聴いてください。いま、ほかのことを考えているでしょう」と叫んだのです。びっくり仰天です。「サラダ語状態」だった患者さんが、私の目をしっかり見つめて、そう言ったのです。私はすぐに謝りました。「ごめんなさい。あなたの状態を考えると入院が必要だと思って、どの病棟のベッドが適当か、考えていたんです」と。でもMさんはそれに答えず、再び「サラダ語状態」に戻ってしまいました。

衝撃的な体験でした。しっかりとこころを込めて聴くことの大切さを教えてもらったと同時に、患者さんは、相手がどんな気持ちで聞いているかを瞬時に見通す力を持っていることに気づかされました。

精神的に不安定な状態でも、自分が他の人からどう見られているかを感じる能力は残っているのです。この能力は、子どもであろうが高齢者であろうが、急性の精神疾患、末期患者、身体疾患の患者、認知症患者であろうが、まったく関係ないのです。

人間の五感の中で、いちばん最後まで残る能力は味覚でも嗅覚でもなく、聴覚だといわれています。それは学問的にも証明されています。

精神能力に関しては、自分がどう見られているかを判断する能力は、どんな状態になろうと最後まで残ると、私は思います。ただし、これを証明した人はいないし、証明するのは難しいのですが、長年の臨床経験の中から、私はそう確信しています。

ですから、どんなに相手が「サラダ語状態」だったとしても、ごくごく普通の人に接するようにしなければいけないということです。

2―共感する力

では、いちばん難しい「共感する力」に話を移します。

「共感」というのは、その人と同じような気持ちになるということ。でも、自分が体験したことであればすぐ共感できるんですが、そうでない場合は、簡単ではありません、

私は4年前に母を亡くして、本当にさみしくなりました。すると、ついこの前

にお母さんを亡くした後輩が、「先生、やっぱり、かなりさみしくなりましたね」とつぶやく。「そうねえ、ほんとうにさみしいよなあ、ようわかる……」。自分も同じ経験をしているので、彼の気持ちがよくわかります。

でも例えば、あと1週間で召されるだろうという人がいても、その人に共感するのは難しい。私自身はまだ、その経験をしていないわけですから。

実は共感力というものには、かなり個人差があります。とても共感力の豊かな人と、あまり豊かでない人がいるのです。

94ページの写真は、とても共感力が豊かな、素晴らしいおばあちゃんの例です。猫が病気になり、獣医さんのところへ連れて行くと、どうしても注射が必要だという。

そこで注射が始まったのですが、猫は平気なのに、おばあちゃんのほうが痛そうな顔をしている（笑）。私はこの写真を見たときに、「自分は絶対に、こんな種類の共感はできないな」と感じました。でもこの人には、天性の共感力がある。うらやましい限りです。

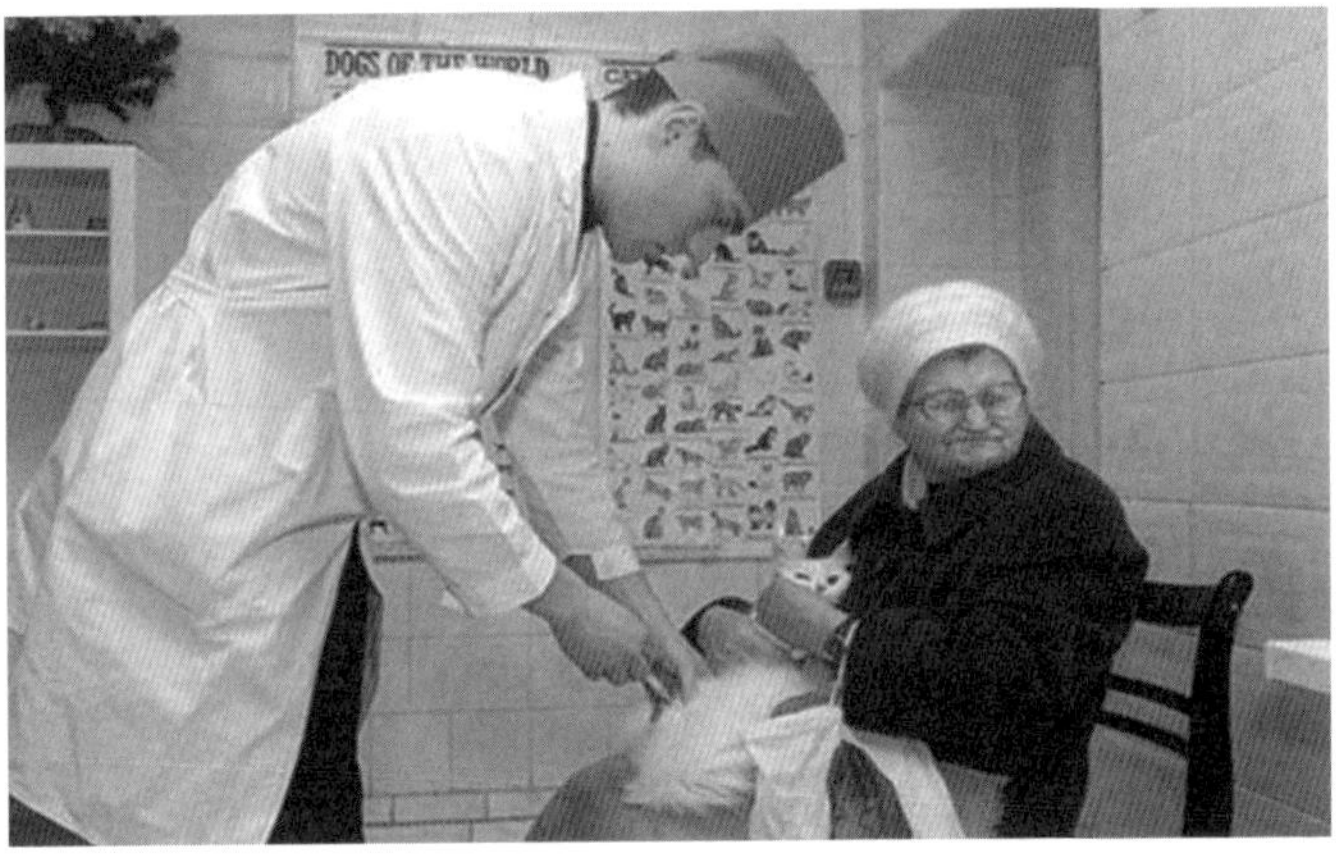

共感する力

ただし、共感力が強いことにはプラスとマイナスがあります。強すぎるとなんでも自分のことのように考えてしまうので、つらい目に遭うこともあります。

さて、自分が体験していないことに共感するのは難しいものなのですが、これを〝鍛える〟、つまり共感力を高める方法があります。それは私がいまも実践している「入れ替え法」。

例えば、患者さんと、医師である自分をイメージの上で入れ替えてみるのです。身体の診察が終わって、私は椅子に座って患者さんと話をしています。患者さんはベッドに寝ています。そこで、私を、患者さんが寝ているベッドに寝させるようにイメージしてみます。寝ている患者さんは私が座っている椅子に腰掛けてもらいます。すると、ベッドに寝ている人がどんな眼差しで見てもらいたいか、どんなことばをかけてほしいかが、少しわかってきます。

ちょっとずつ修練を積むと、コツが飲み込めてきます。もちろん私は、あと1週間で死を迎えるという状態でベッドに横になったことは、これまで一度もありません。「死を迎える」気持ちになれと言われても無理ですが、でも、相手と自

共感力を高める「入れ替え法」

- 寝ている患者さんと椅子に座っている自分をイメージの上で入れ替える。
- 自分をイメージの上でベッドに寝かせる。患者さんにイメージの上で椅子に座ってもらう。
- ベッドに寝ている自分（患者）は、椅子に座っている人からどんなことばをかけてほしいか、どんな眼差しで見てほしいかが少しわかってくる。

分自身を入れ替えることで、相手がどんなにつらいか、あるいはどれだけ残された家族のことを思っているか……などがわかってきます。この入れ替え法は、いろいろな場面に応用できます。

3 ―― 受け入れる力

「受け入れる力」も、簡単ではありません。

98ページの写真は、ホスピスのナースが屋上にある池のそばまで患者さんを連れてきて、患者さんの訴えに耳を傾けている写真です。

この患者さん、かなり複雑な家庭事情をかかえていて、なかなか自分の病状を受け入れることができないのです。その心情は理解できるのですが、あまりにも不平不満や愚痴が多く、スタッフは扱いかねていました。でも、この受け持ちのナースだけはこんな笑顔で接することができるのです。受け入れる力が豊かなのです。

ことばの上では「患者さんをそのまま受け入れることが大切だ」などと簡単に

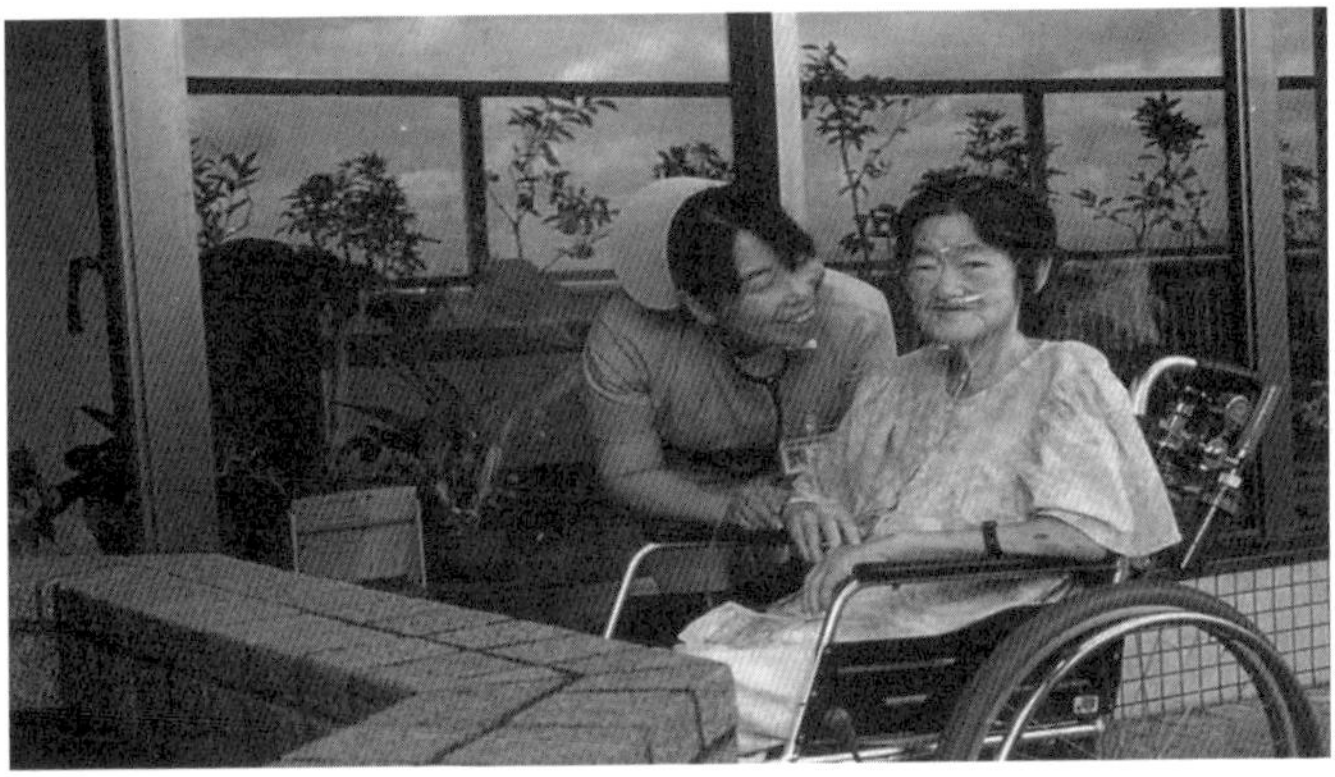

受け入れる力

言いますが、実は受け入れ難い言動がある人を、そのまま受け入れなさいなんて、かなり過酷な要求です。しかし、それを含めて受け入れるということが必要になるのです。

そんな中でも、私がかろうじてこれに耐えられた理由は、「やがて、この人は旅立つのだ」という意識が私の中にあったからです。先ほども述べましたが、この患者さんは「やり直し」がききません。もしも「最後の最後に、〝自分は受け入れてもらえたんだ〟という感覚を持って旅立ってもらえれば、この人の魂は救われる……」と、そんな感覚を持つことが大切だと、自分自身に言い聞かせました。「受け入れ難きを受け入れる」を、私の仕事の一部だと思うようにしました。いまでも必ずその通りにできているとはいえませんが、そう思うことが、前進への第一歩だと思います。

4 — 思いやる力

次は「思いやる力」です。

左ページの写真は、ある患者さんが誕生日を迎えたときのものです。受け持ちのナースが、自分でちょっとした小物をつくってプレゼントしたときのものです。ホスピスでは患者さんの誕生日に、花束と、みなで寄せ書きした色紙を全員に贈呈します。義務ではないのですが、受け持ちのナースが独自にプレゼントをすることがあります。この患者さんはプレゼントをもらって、こういう表情を見せました。

人間の表情は、こころの内を雄弁に物語りますね。受け持ちのナースは、「私がつくったんですよ、喜んでもらえたら嬉しいんですが……」という顔でプレゼントを渡しました。受けとった患者さんの顔、傍らで見ていた女医さんの顔をよく見てください。

この三人の顔つきをじっと見ていると、なにか温かい空気が漂っていることがわかるはずです。私は今回の講演のために、改めて1枚1枚の写真を綿密に観察してみました。そして初めて気づきました。彼女たちの表情のやわらかさの根源は口元だと。少なくともこのナースの口元は「思いやる力」を想起させます。そ

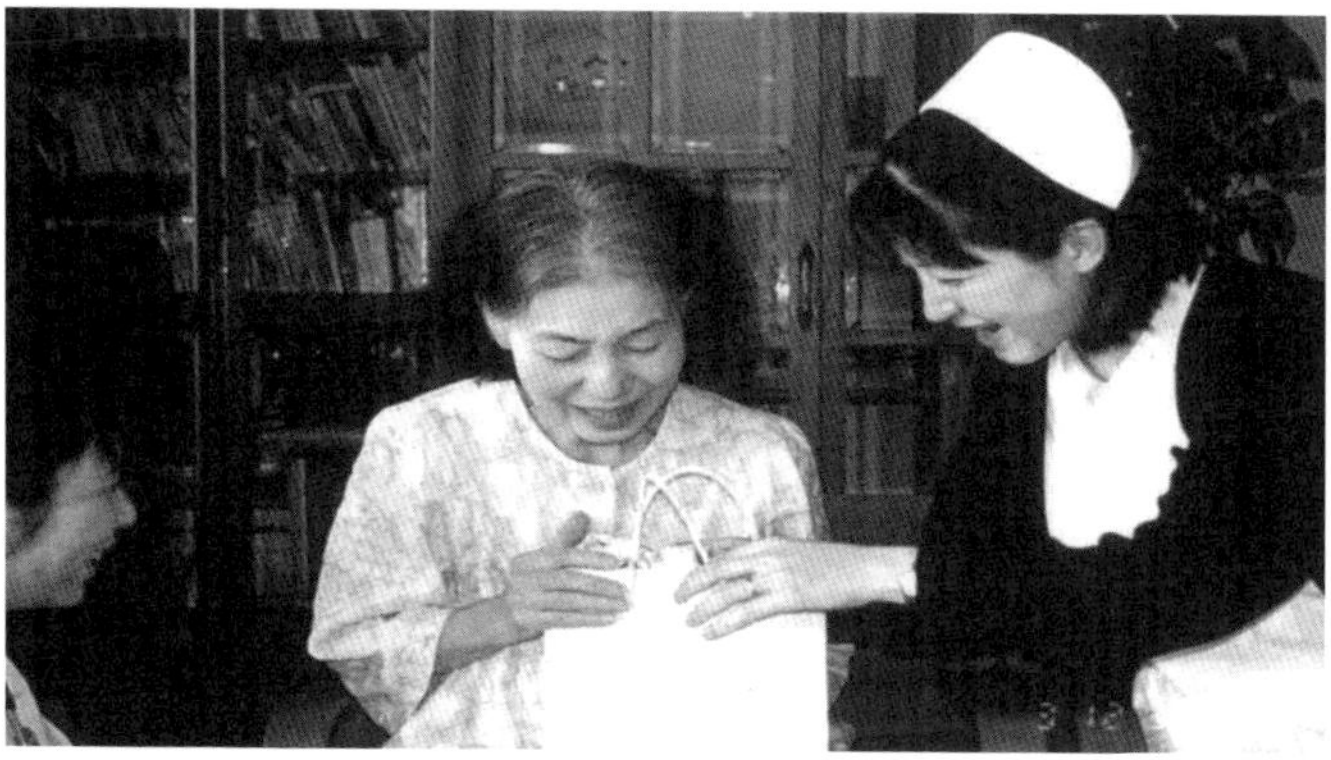

思いやる力

れがなければ、ここまで口は開きません。そして、プレゼントをもらった患者さん、立ち会った女医さんも、ナースのそんな気持ちを感じ取ったから、これほど素敵な表情を見せたのでしょう。

患者さん自身は、確かに嬉しい。でもこれが自分にとって最後の誕生日だということもわかっている。悲しいんですね。嬉しさと悲しさとがないまぜになった表情……嬉し泣きです。

5　理解する力

「理解する力」というのは、その人の〝いま〟が、なぜこういう状態にあるのかを理解することです。いわば「人間の理解」。その人を理解するためには、その人の歴史、生活史を知る必要があります。

47歳、乳がんの患者さんで、肝臓と肺に転移していました。自分の周りに壁をつくって、他人を寄せつけません。こころを開いてくれないので対話が成立しないのです。

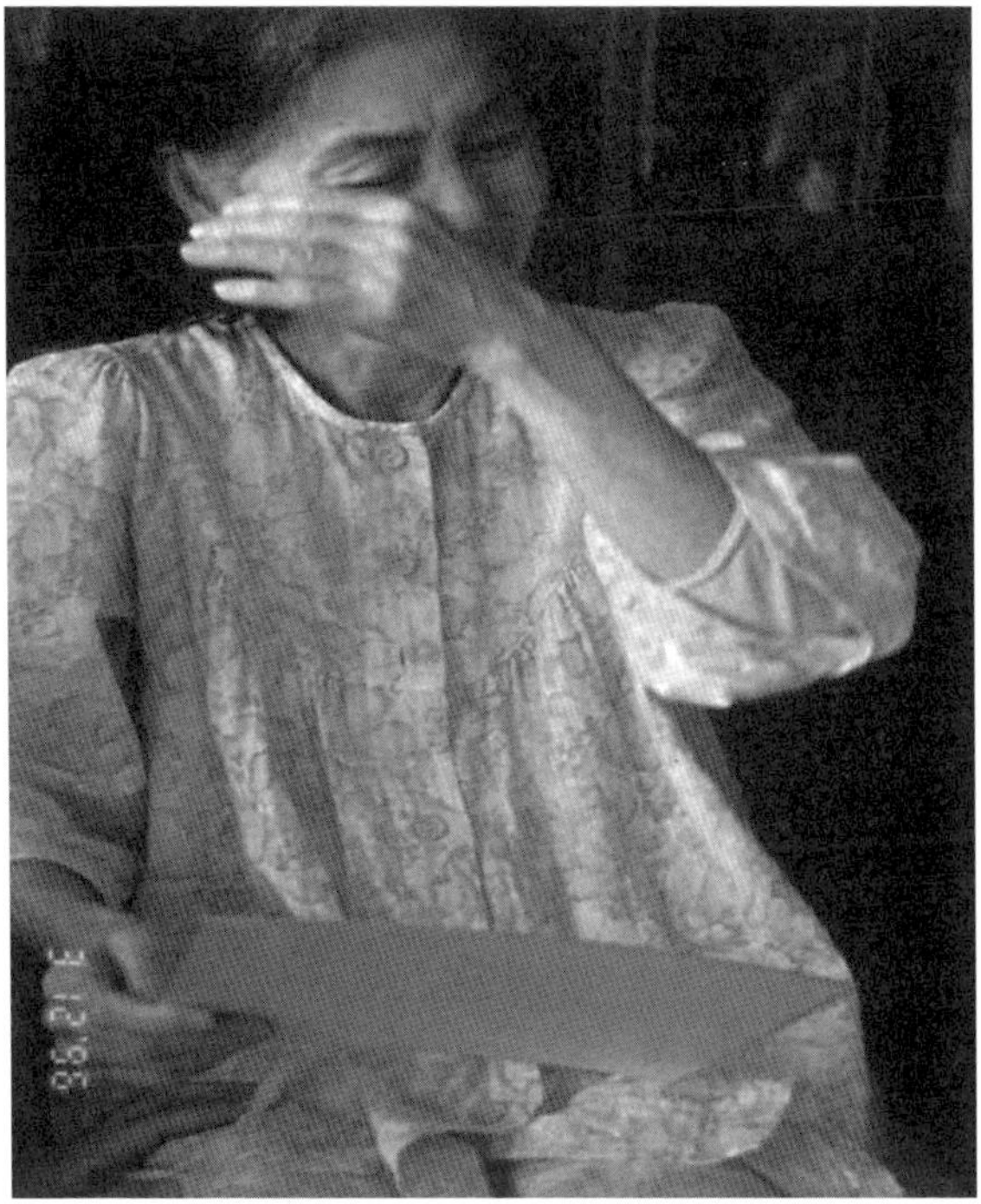

思いやる力

担当者はとてもつらい気持ちになります。主治医も受け持ちのナースも、コミュニケーションが取れないので、本人の歴史を、ご家族から詳細に聞くことにしました。お姉さんが、かなり詳しく患者さんの生活歴を話してくださいました。どんなふうに生きてきたのかを知るのは、相手を理解する最良の手段です。

すると、いろいろなことがわかってきました。5歳のときに両親が離婚し、中学卒業後、町工場に就職するも、工場長からパワハラを受けて転職。変わった職場で上司からセクハラされてまた転職。次の職場にいたときに結婚しましたが、夫がアルコール依存症と判明、暴力に耐えきれず離婚したのです。その後も対人関係が円滑に運べず、職場を転々とします。そして42歳で乳がんを発症し、5年目に末期のステージで入院……。

この患者さんの生活歴を追っていくと、「こころを開くたびに、ずたずたにされる」という悲惨な体験が浮かび上がってきます。だから彼女は、こころを閉じる以外に生きる術がなかったのでしょう。

これについてカンファレンス（介護支援者が集まって行う会議）をしたところ、たくさんの意見が出ました。

「その人がその人らしい生をまっとうするのに寄りそうのがホスピスケア。この人は自分の周りに自分を守る壁をつくる以外に生きる方法がなく、この壁は彼女の『らしさ』を表す壁でしょう。あえて壁を破る必要はないのでは?」という意見も出ました。一理あります。でも私の考えはちょっと違います。

「主治医や受け持ちナースが時間をかけて傾聴し、つらさに共感しようとしてきた。でも壁がある。ちょっとでも壁を少し崩して、一人でも二人でも中に入れていただいたら嬉しいんですが……」という感じで接したらどうだろうと提案したのです。

それは、同じような状況の中で、小さな隙間をつくってくれた患者さんの経験があるからです。2500名のうちほんの数名ですが、とても嬉しかった記憶があります。私自身が壁の中に入れてもらえたこともありますし、私は入れてもらえなかったけど、受け持ちナースは飛び込むことができた例もあります。単独で飛び込んだナースは苦労しました。もちろん、皆で支えました。

みんなで一生懸命やったのですが、この患者さんの場合は、最後まで壁に隙間をあけてくれませんでした。当人が亡くなったあと、「結局、その人らしい生をまっとうするのに寄りそうことができたので、これでよかったのではないか」と総括しました。この総括が正しかったかどうかは、いまもわかりません。

私はそのときに、こう感じました。

それは、「人は本人の責任外で起こったことを引きずりながら死んでいく」ということです。引きずりながら老い、引きずりながら死ぬのです。この患者さんは、5歳のときの両親の離婚が、運命を大きく方向づけました。両親の離婚はこの人の責任外の出来事です。なのに、責任外のことを、この人はずっと引きずらざるを得なかったのです。

「なぜこの人は、これほどまでに強固な壁をつくるのか」と、本人のせいにすると腹も立ちますが、「責任外のことを引きずっているんだな」と考えれば、対応する側にこころの余裕が生まれます。したがって、どんなに頑固な人を相手にする場合でも、「人は自分の責任外で起こったことを引きずりながら老い、引きずりながら死ぬという大原則がある」ことをこころに留めておいたら、ケアの手助けになる可能性があると思います。

6　耐える力

「耐える力」は、要するに「忍耐力」です。

「忍耐することによって、人はその人のペースで、その人の方法で成長することができる。忍耐はただ受動的に何かが起こるのを待つことではない。むしろ人のために自分全体を参加させることである。忍耐は単に時間の提供ではない。それは、時間と同時に場を提供していることである。人の話を傾聴したり、じっと人のそばにいることによって、我々は、人に考え、感じる場を提供しているのである」

これはメイヤロフのことばです。

7 — 引き受ける力

「引き受ける力」に話を移します。

ある患者さんには3回の離婚歴がありました。入院当初は、離婚相手の三人の男性を罵ってばかりいました。やがてそれがおさまり、「ひょっとしたら、悪かったのは自分だったのではないか？」と思うようになってきました。罪の意識が自分に向いてきたのです。

こうした例は、時どきあります。他人を糾弾するばかりだった人が、結局、悪かったのは自分自身だったんだなと、方向転換する場合があります。

けれども、罪の意識を感じるのは結構なのですが、それが行き過ぎると問題です。「私がこんなにつらいのはバチが当たったからじゃないか」と思い込む例です。

あえて繰り返しますが、「バチ」というのはこころに当たるのではなく、魂に当たるのだと、私は思います。つまり、対人関係が原因というわけではない。「あの人に腹が立つ」とか「あの人が嫌い」というケースは、こころのあり方の問題。これくらいではバチは当たりません。
「バチ」は、それよりもっと深い部分、魂に触れる部分で、どうにもならない贖罪意識をかかえている場合に、この気持ちになるのです。これは神か仏か、超自然的なものにしか救えません。

そこで私は専門家の力を借りるのがベストと考え、女性の牧師さんに話を聞いてもらうよう頼んだところ、牧師さんは聖書を読みながら、時に賛美歌を歌いながら患者さんに話しかけてくれました。そして「神様は罪を告白すれば必ず許してくださる」と話したところ、次第にこの患者さんの魂が潤ってきたようで、ついにこの患者さんは洗礼を受けました。牧師さんは、患者さんのかかえている問題が宗教的な問題であることを理解し、牧師として、この患者さんとの宗教的ケアを引き受けようと覚悟を決めてくださったのです。牧師さんに引き受ける力がなかったら、患者さんは変わらなかったと思います。

それ以来、態度がガラッと変わりました。それまでの不安な様子が影を潜め、平安な日々を送るようになりました。１１０ページの写真は、そのときの様子で

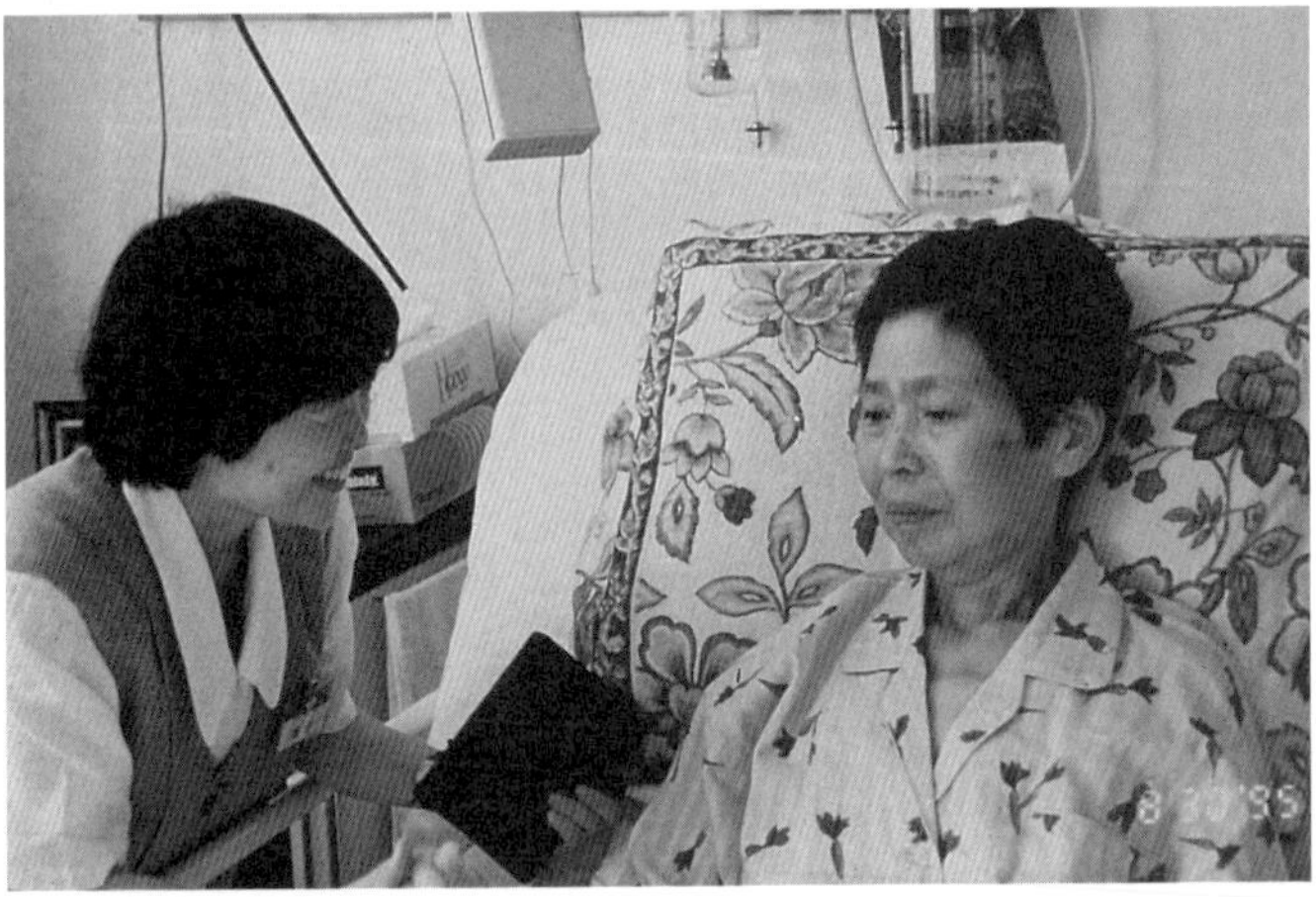

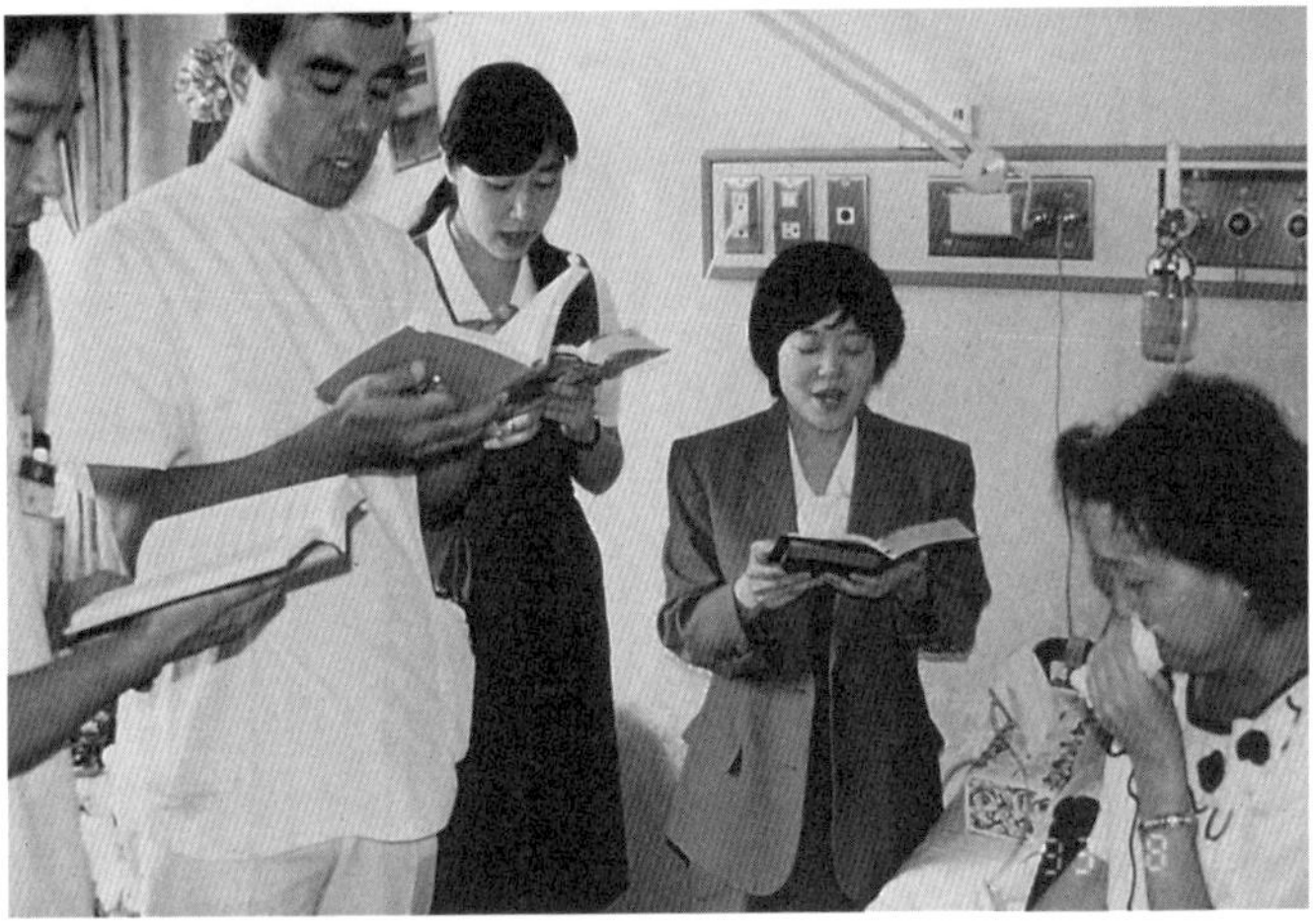

引き受ける力

す。皆で賛美歌を歌うとき、とても嬉しそうでした。

8 ― 寛容な力

次は「寛容な力」です。

「寛容」とはどういうことかというと、「自分と異なる意見や宗教を持っていたり、異なる民族の人々に対して一定の理解を示し、許容する態度のこと」。

つまり、自分が持っている人生観や信仰を患者さんに押しつけることは絶対にしてはいけないことです。患者さんの考え方、価値観、信仰などを尊重することが、スタッフに求められます。患者さんの「持ち味」は、その人が背負ってきた人生によって決まるものです。その「持ち味」を尊重するこころが、寛容な力だと思います。

9 ― 存在する力

「存在する力」も大事です。そばに居続けて、しっかり耳を傾けるということ

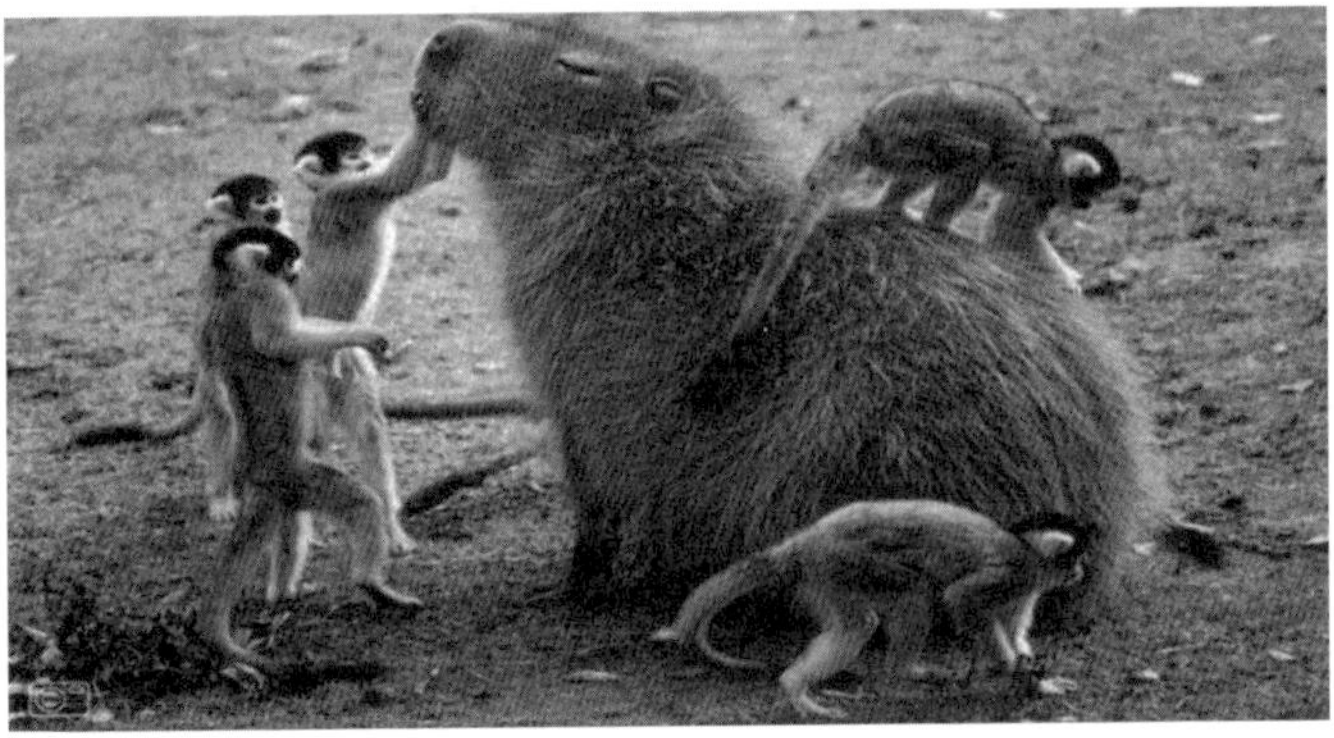

寛容な力

です。これは、とてつもなく大変なことであり、とてつもなく大切なことなのです。

先ほどもお話しした「being with a patient」の精神です。「doing」ではなく「being」であることに注目してください。何かをすることではなく、患者さんのベッドサイドにいてあげるということですね。会話もあまりはずまない状況で、それでも居続けるのは、気が重いものです。でも患者さんにとって、誰かがそばに居てくれることがこころの支えになります。

ただ、どこに居るかが患者さんの気持ちに影響することを知っておいてください。私が肺炎で入院した際、入院当日に、若いピチピチしたナースが来て、とても近くに座ってくれました。すると私は彼女の元気さというか、ピチピチさ加減に圧倒されてしまったんです。「もうちょっと離れてください」と言いたかったのですが、患者意識が先に立ったのでしょうか、口にできませんでした。

それから4日ほど経って、少し回復してきた頃、「今日なら圧倒されないですむぞ」と思って、座ってほしいという場所に椅子を置いたのですが、その日は、ちょっとお年を召したナースがお越しになり、その椅子をさらに後ろに引いたのです。彼女と私の間に、ぴゅーっと隙間風が吹きました……。

そんな経験から、「患者にはその日その日の距離がある」という川柳をつくり、新聞に投稿したんですが、ボツになりました。自分ではいい句だと思ったのですけれど。

証拠の写真があります（115ページ上）。これはちょっと遠い。患者さんの表情が「もうちょっと近づいてください」と訴えています。次の写真（115ページ下）。これは近すぎる！　患者さんが気の毒です。

3枚目（116ページ上）はピタっとおさまるナース、このくらいの距離がいいと思います。

私自身は患者さんに近寄りすぎていたと思ったので、証拠写真（116ページ下）をお見せします。患者さんの表情が「先生、近い。もうちょっと離れてください」という顔つきなんです。

ともあれ、この入院の体験から、私は患者さんとの距離に敏感になりました。

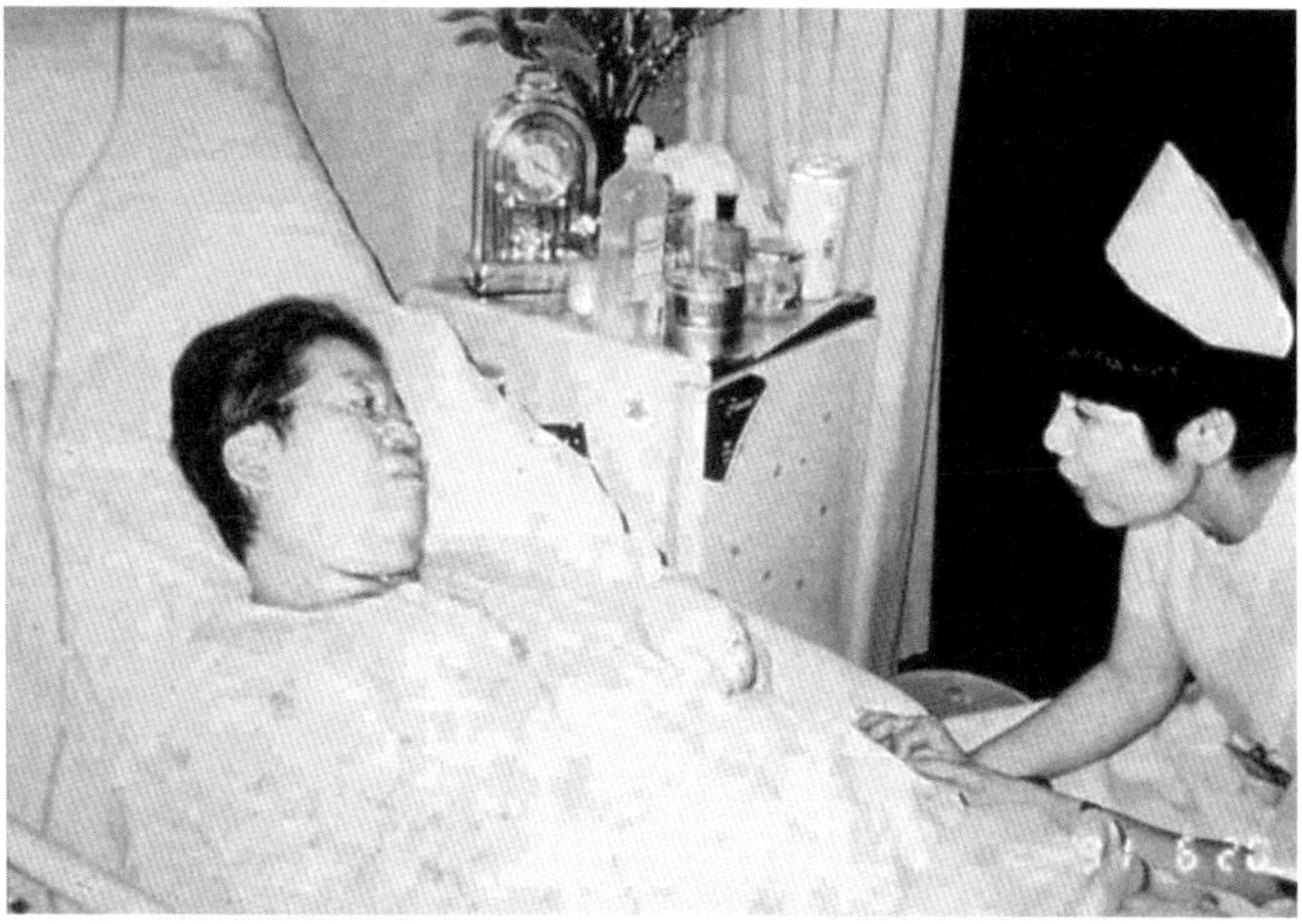

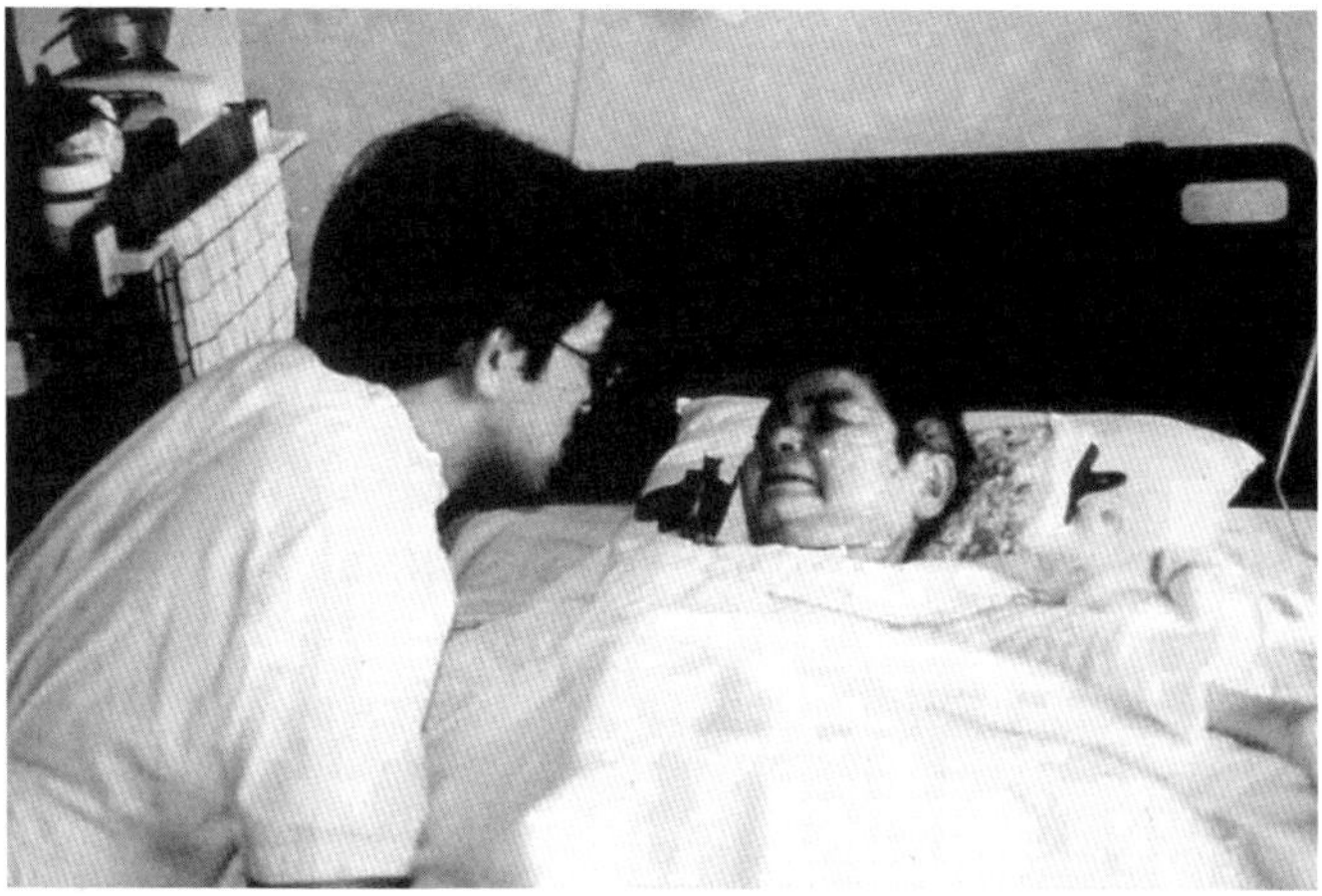

存在する力

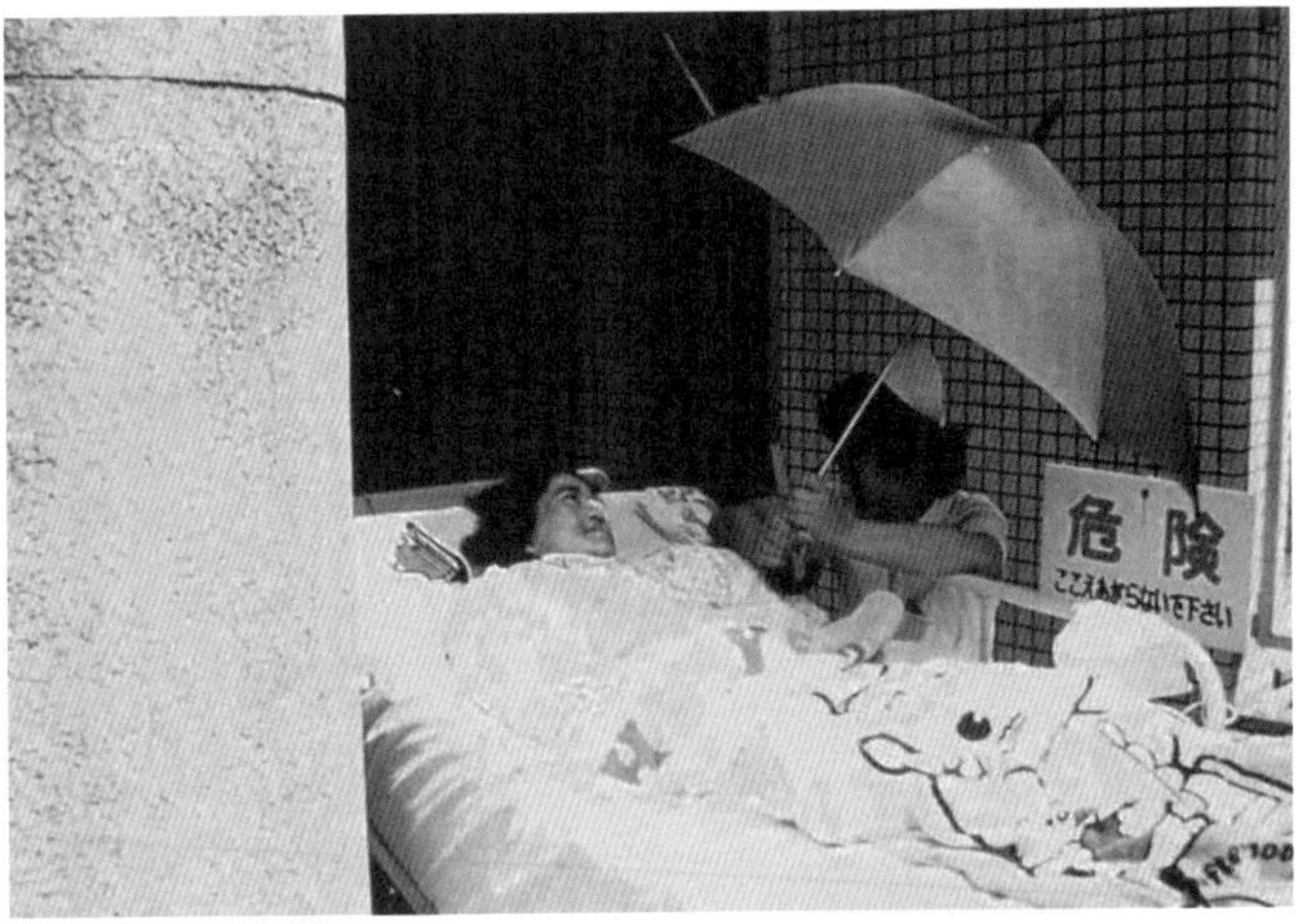

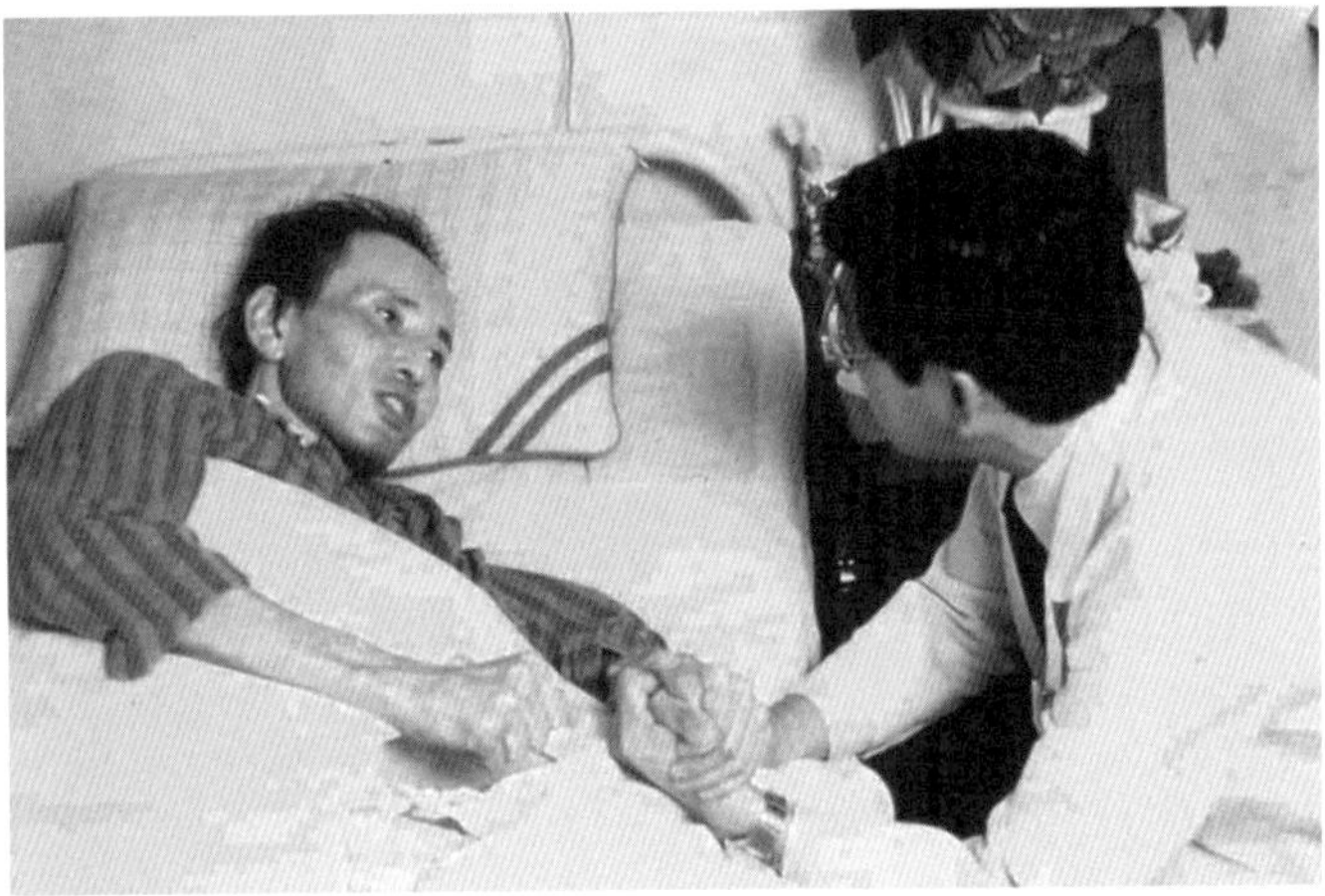

存在する力

朝の申し送りで患者さんの状態の報告を受け、「今日はこのくらいのところに座るのがいいな」と意識するようになりました。効果はすぐにわかります。

118ページの写真を見てください。「先生、いい場所に座っていますよ。そこそこ」これがこの人に対する適正距離なのです。

距離はとても大切です。なぜ距離にこだわるのかというと、診察や看護に来てくれる人が座る位置に対して、患者さんは驚くほど敏感なのに、応対する側は案外、無頓着だからです。それを認識する必要があります。

10――ユーモアの力

最後の項目は「ユーモアの力」です。

「ユーモア」の語源は、ラテン語の「フモーレス」。「体液」の意味です。血液とかリンパ液などの体液がなかったら、人間は生きていけません。ユーモアというのは、それと同じくらい大切なものということです。ユーモアがなかったら人間らしい生活はできない、というほど大切です。

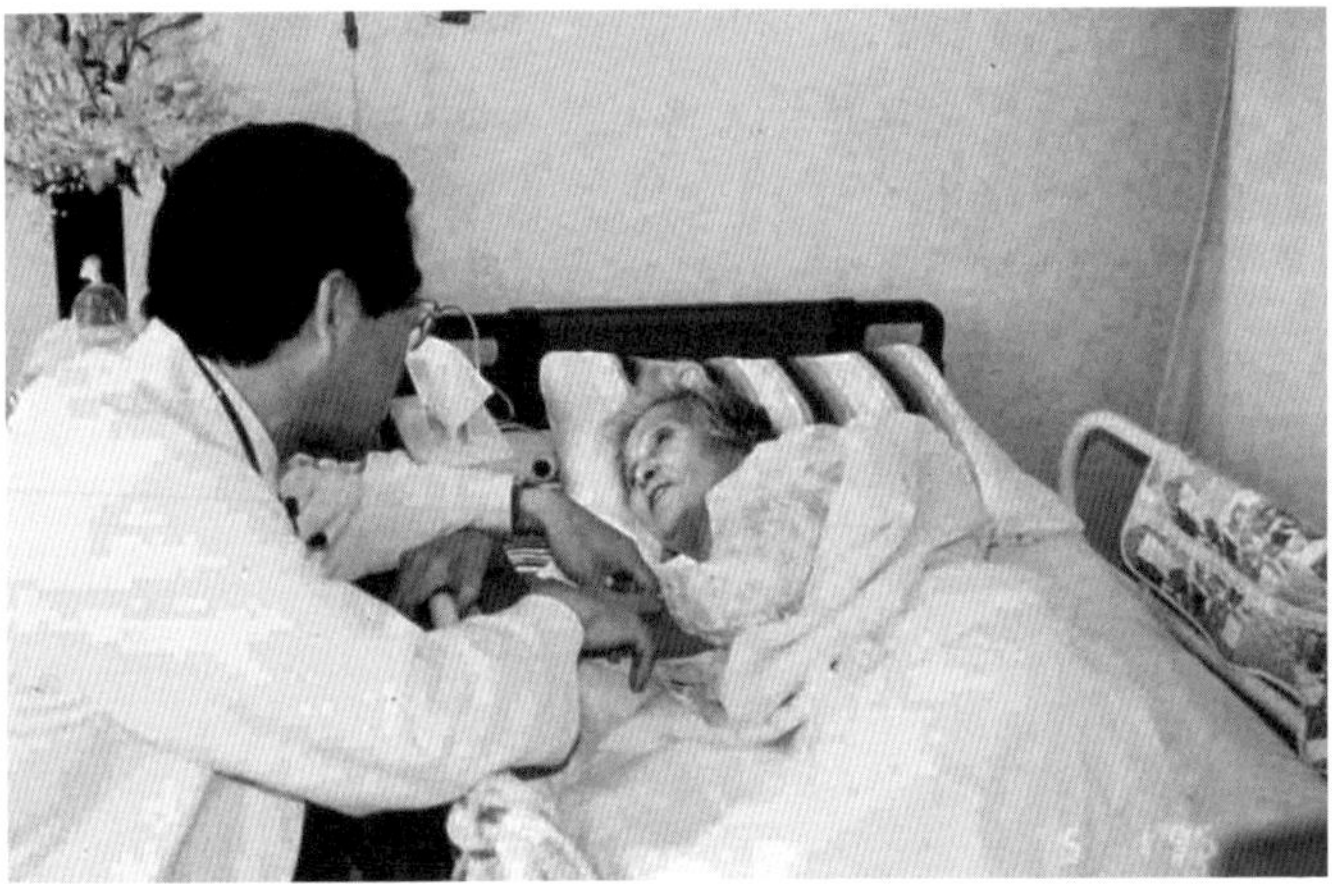

存在する力

ナチスの収容所生活から奇跡的に生還して、有名な『夜と霧』を書いた心理学者のヴィクトール・フランクルが、「ユーモアは人間だけに与えられた神的と言ってもいいほどの崇高な能力である」と記しています。フランクルはまた「自己距離化」ということを定義していて、「絶望的な状況で、一見、逃れる道が見えないような状況においても、ユーモアはその事態と自分との間に距離をおかせる働きをする」と述べています。それは、ユーモアがあれば、自分自身や自分の人生を異なった視点から観察できるので、柔軟性や客観性が生まれるということです。

とても不安で仕方がないときに、その不安な出来事ばかりに意識が集中してしまうと、にっちもさっちもいかなくなってしまいます。そこでユーモアのセンスを活かして、関係ないことやナンセンスなことを思い浮かべると、その呪縛を吹き飛ばすことができます。それをフランクルは「自己距離化」と呼んでいます。

自己距離化の例を挙げてみます。大腸がんの検査を受ける少し前に、ある患者さんがつくった素晴らしい川柳があります。

ユーモアの力

V・フランクルのことば
「ユーモアは人間だけに与えられた、神的と言ってもいいほどの崇高な能力である」

自己距離化

- 一見絶望的で逃れる途が見えないような状況においても、ユーモアはその事態と自分との間に距離をおかせる働きをする。
- ユーモアによって、自分自身や自分の人生を異なった視点から観察できる柔軟性や客観性が生まれる。

「お守りを　医者にもつけたい　手術前」（笑）。これ、上手ですねえ！

「コーピング・ユーモア」というものがあります。ストレスフルな出来事に、ユーモアを武器にして対抗する手段です。

ある患者さんが言いました。「俳句より川柳がいいんです」と。「なぜですか？」と聞いたら、「俳句は春夏秋冬、四季にうるさいでしょ。私のような末期がんでは、しき（死期）を考えない川柳がいい」（笑）。

私がこの患者さんと川柳のやり取りをしていたら、奥さんもそれを見ていて、自分も勉強したいという。お正月に最後の外泊を許可しました。そのときに奥さんが、「処女作です」といってつくった川柳が、これがまた素晴らしいんです。

「がん細胞　正月ぐらいは　寝て暮らせ」（笑）

ユーモアは「ダジャレ」ではありません

ドイツには、ユニークなユーモアの定義があります。まず、「にもかかわらず笑うこと」、それと「愛と思いやりの現実的な表現」。

私はこのことばがとても好きで、私自身が患者さんにユーモアを提供するときに、「これは愛と思いやりの現実的な表現なんだ」と意識しています。

決して「ダジャレ」ではありません。ダジャレというのは頭に浮かんだことば遊びをポッと出すだけ。だから周りが〝サムく〟なるのです。ところが、頭に浮かんだことを一度飲み込んでから、これはユーモアだと意識して発すると、ユーモアになるのではないでしょうか。ことばが吟味されて意味が深まるのではないかと思っています。

ユーモアの話を続けましょう。47歳の家庭の主婦の方です。食道がんがだんだん大きくなって通過障害を起こし、水分は通るけれど固形物が食べられなくなってきた。

「いかがですか?」と聞いたら「ものが通らなくて……」という答え。何か、気を紛らわせてあげられないかと考え、ふっと頭に浮かびました。一度飲み込んで、「よしユーモアだぞ、これは愛と思いやりの現実的な表現だぞ……」と自分に言い聞かせ、

「トロぐらいだったら、トロトロと通るかもしれませんね」

と、こう言いました。この患者さん、すごいですよ。

「私も一日中トロトロ寝てないで、トロに挑戦してみますかね」

極め付けは我々二人の会話を聞いていたご主人が、「私もトロい亭主ですが、トロぐらいなら買いに行きますよ」

本当に市場に出向いて、トロを3切れ買ってきたんです。2切れ、トロトロっと、患者さんののどを通りました。


これには続編があります。

文化庁長官もつとめた河合隼雄先生と対談をしたとき、この話を披露したんです。河合先生は笑い転げて、「ものすごくいい話です。論文にまとめてください」とおっしゃる。「こんな話はとても論文にできません」と躊躇しながら申し上げたところ、河合先生は「いま論文の題名を決めました。ユーモアのセンスが食道の狭窄をトロかした貴重な一例」って。とても嬉しかったです。小さなユーモアに対してユーモアで返してくださった。

62歳の肝臓癌の男性患者さんにまつわる話もあります。彼は衰弱とともに、うつ状態に陥り、表情が暗く、ことばが少なくなりました。坑うつ剤には反応しません。

そこである日の回診時、ふと思いついて、小さなユーモアを提供することにしました。天気がよく、とてもきれいな空だったので、メモ用紙にある工夫をして、「今日はこんな空ですね」と提示したのです。

さあ、どんな空だったのか、おわかりですか？　メモ用紙に「空」と書いて、四隅を切り取ったのです。これが「隅切った空」、つまり「澄みきった空」なんです。そうしたら患者さんがぷっと笑った。「おや、この人も笑うのか」と嬉しくなりました。

それから急速にうつ状態が軽減され、奥さんはすごく喜んで、この紙切れを家宝にしてくれたんです。患者さんが亡くなってちょうど1年後、遺族会の席に持参してくれました。

「最後に先生に『澄みきった空』を見せていただき、主人は静かに逝きました。

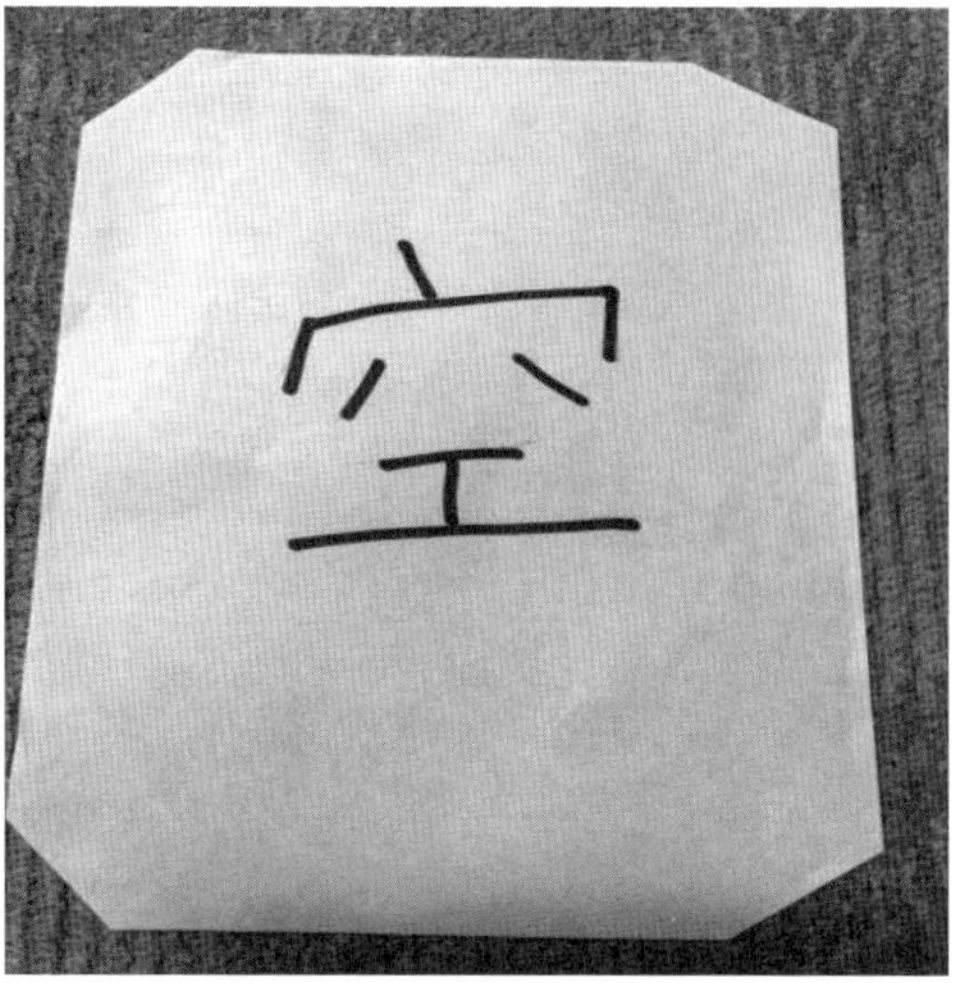

「スミ切った空」

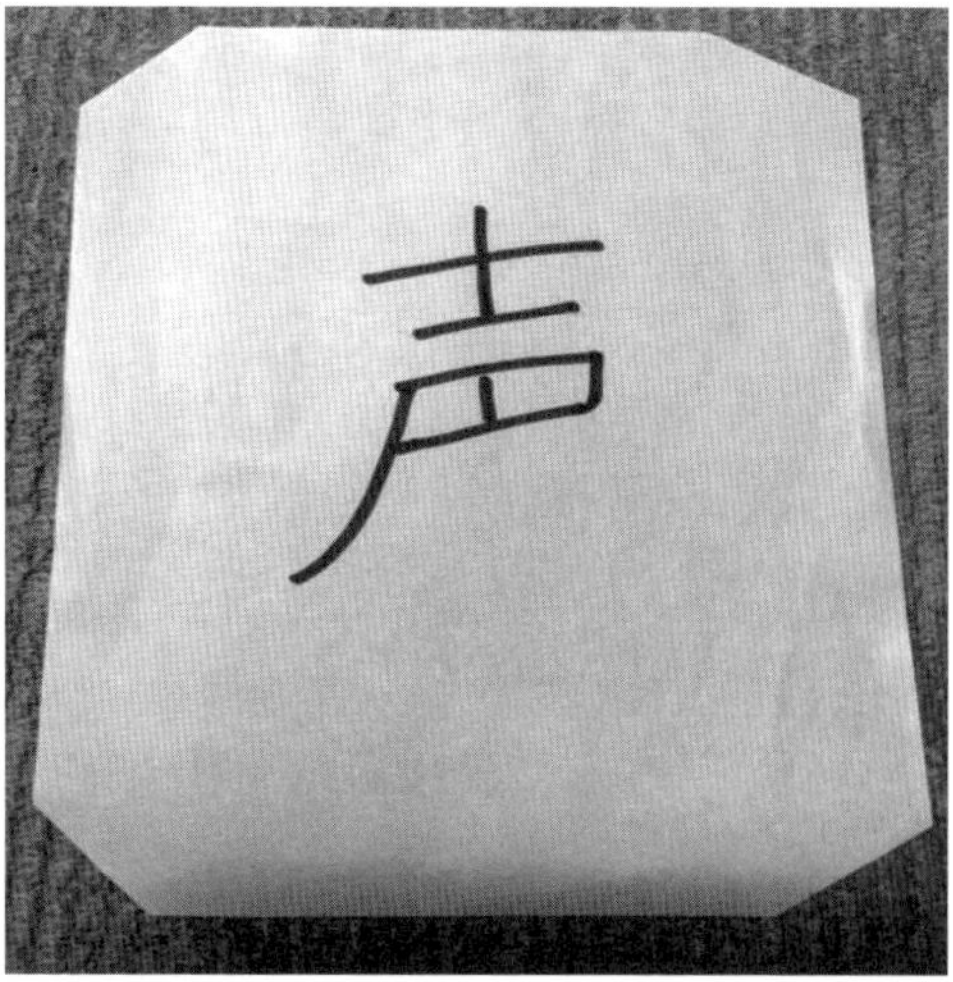

「スミ切った声」

以来その紙は我が家の家宝にしています」と、ハンドバッグからあの紙を出して見せてくれました。

「あの小さな紙がこれほど力になったのか」と思うと、涙が出そうになりました。そして、「私はずっとコーラスをしていたのですが、主人が亡くなってからはその気になれずにいたんです。でもやっと、先月から再開することができました」と語ります。

そこでひらめいたんです。四隅を切り取った「声」と書いたメモ用紙を渡して、「こういう声で歌ってください」とお願いしました。わかりますよね、「澄み切った声」です。

ユーモアは立場の壁を崩す

ユーモアには立場の壁を崩す効果があります。先ほど、私のホスピスでは誕生日にお花を贈ると述べましたが、87歳のおじいちゃんに贈呈したときのことです。

彼はなかなかの堅物で、回診のときはいつも正座して「先生ご苦労さまです」

と迎えてくれるような人。お花を渡すとき、ふと小さなユーモアを思いついて、
「ホスピスではお誕生日にお花を贈呈するんです。しかもお年の数だけ差し上げるんですよ」と、カスミソウを渡しました。87個ぐらいあるかなと……。このユーモアが通じるかどうか、自信がなかったのですが、次の日に行ったら、表情が変わっていました。

「昨日はありがとうございました。一生懸命勘定したら、ちょうど87ありましたよ」

ユーモアが通じました。嬉しかったですね。

１２９ページの写真は、私がつくった「太鼓判」です。私が現役のホスピス医でいた頃は、20パーセントほどの人が退院できました。でも全快退院は一人もいません。退院できるものの、みんな爆弾をかかえていて不安なのです。

ある肺がんの患者さんが退院を決めました。最後の回診の際、「退院は嬉しいんですけど、不安です」と言う。「痛みもとれたし、いまが退院のチャンスです。医学的には太鼓判が押せる状態ですよ」と言ったら、「先生、ホントに太鼓判押

せますか？」

そこでつくったのがこの太鼓判。この患者さん、とても喜んでくれました。

でもときどき、ユーモアが通じない人もいます。「はい、太鼓判」と押してあげても「先生、それ何？」とシラーっとしている。ナースいわく「あの人に太鼓判押したんですか。あの人、この種のユーモアがちょっと通じにくい人なんですよ」と。それを聞いて、立派なチームがあるのに、私の独断で押す、押さないを決めていたことを反省し、以来、太鼓判を押す、押さないも、チームで決めることにしました。

*

人間はただ一人で旅立つのです。旅立ちは一人きりですが、旅立つまではそばに寄りそう人が必要なのです。寄りそう人がいれば、人は、一人で旅立つ力を持っている――それが、私が２５００人の看取りから得た結論です。

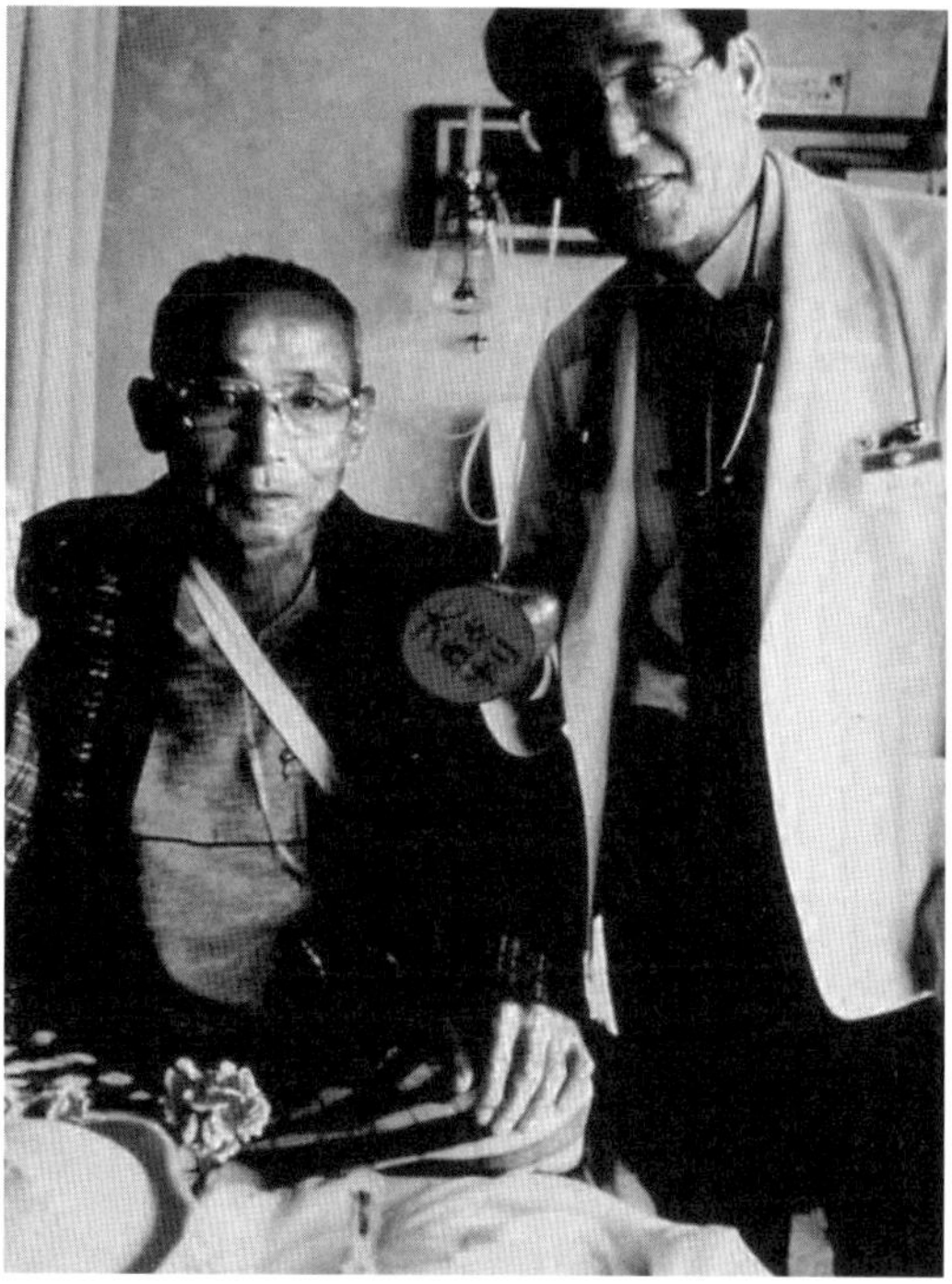

太鼓判!

第3章

ケアする人に必要な「ことば」

『死にゆく人々のケア』

自己宣伝で恐縮ですが、私は1978年に『死にゆく人々のケア――末期患者へのチームアプローチ』（医学書院）という本を出版しました。これが、日本で初めて「ケア」ということばが題名になった本です。

いまでこそ、「ケア」ということばは、日常生活の中でいくらでも聞くことができます。「アフターケア」「老人ケア」「ケアハウス」といった具合に、このことばが日本語の中にしっかり定着していますが、当時はまだ一般に認知されていなかった。ここまで来るのに、ずいぶん長い時間がかかったなという気がしますが、それでもここまで日常生活で使われるようになったことは、感慨ひとしおです。

左ページの写真は、「近代ホスピスの第1号」と言われるイギリスの「セント・クリストファー・ホスピス」です。シシリー・ソンダースという方が1967年に建てたホスピスなのですが、ここで私が彼女からかけてもらったことばが、

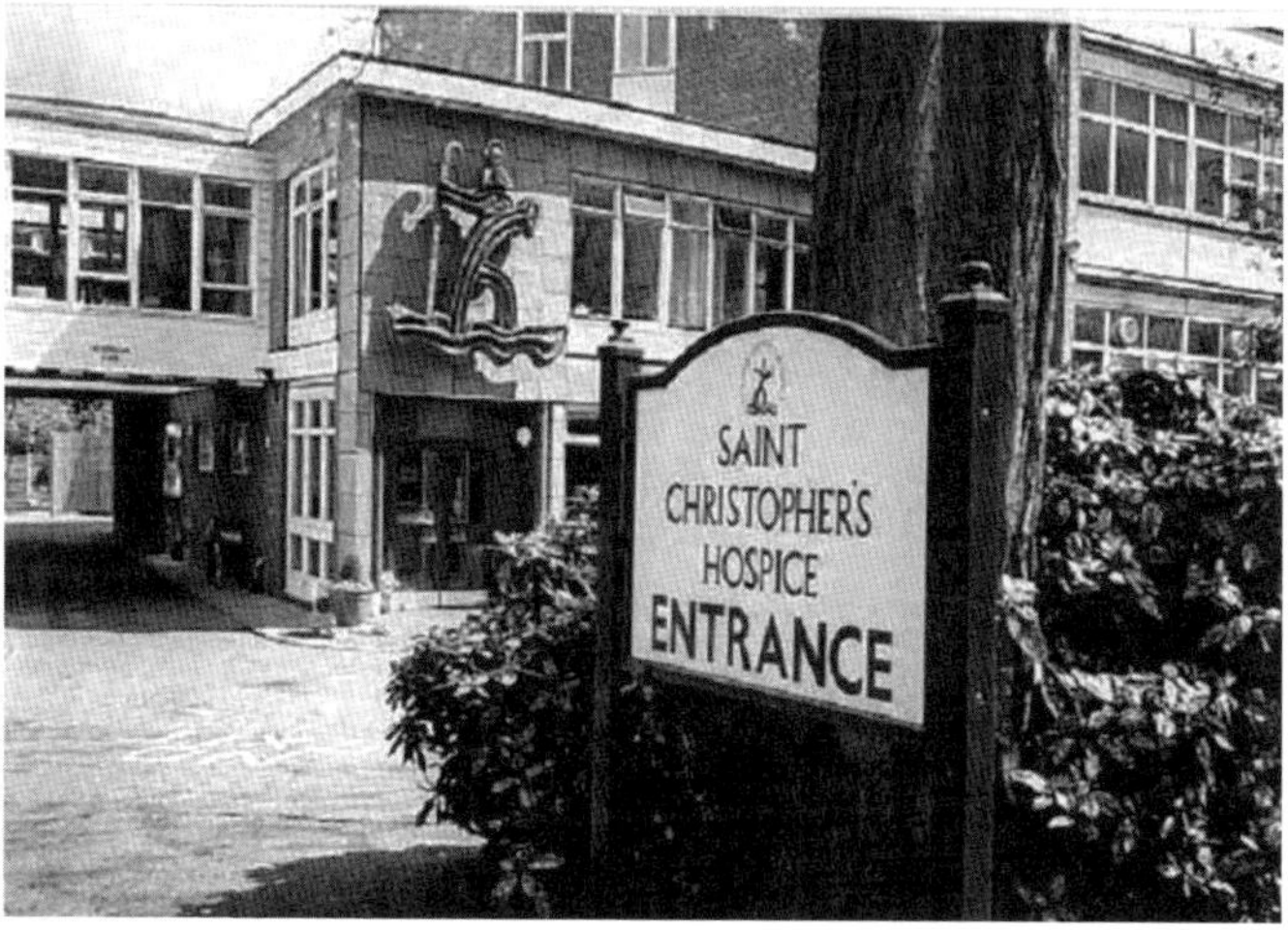

セント・クリストファー・ホスピス

私の人生を決めたと思っています。

私は１９７９年に、ここを訪れ、２週間ほど実習させてもらいました。その最後の日に、ドクター・ソンダースと話をする機会が与えられました。このとき私は39歳、ドクター・ソンダースは59歳でした。ちょうど20年の隔たりがあるんです。

「世界のホスピスの母」と呼ばれている人のもとで研修を受けられたこと、そして特別に対話ができる時間を取ってもらって、とても感激しました。

彼女はゆっくりと、噛んで含めるように、まず、こう言われました。

「もし私ががんの末期になって、強い痛みで入院したとき、まず私が望むのは、牧師が来てくれて、早く痛みが取れるようにと祈ってくれることではありません」

私自身がクリスチャンで、魂のケアというか、スピリチュアル・ケアに関心を持っていることを、よくご存じだったのです。

しかし彼女は、「患者さんのために祈ること、信仰をもっていることはとても

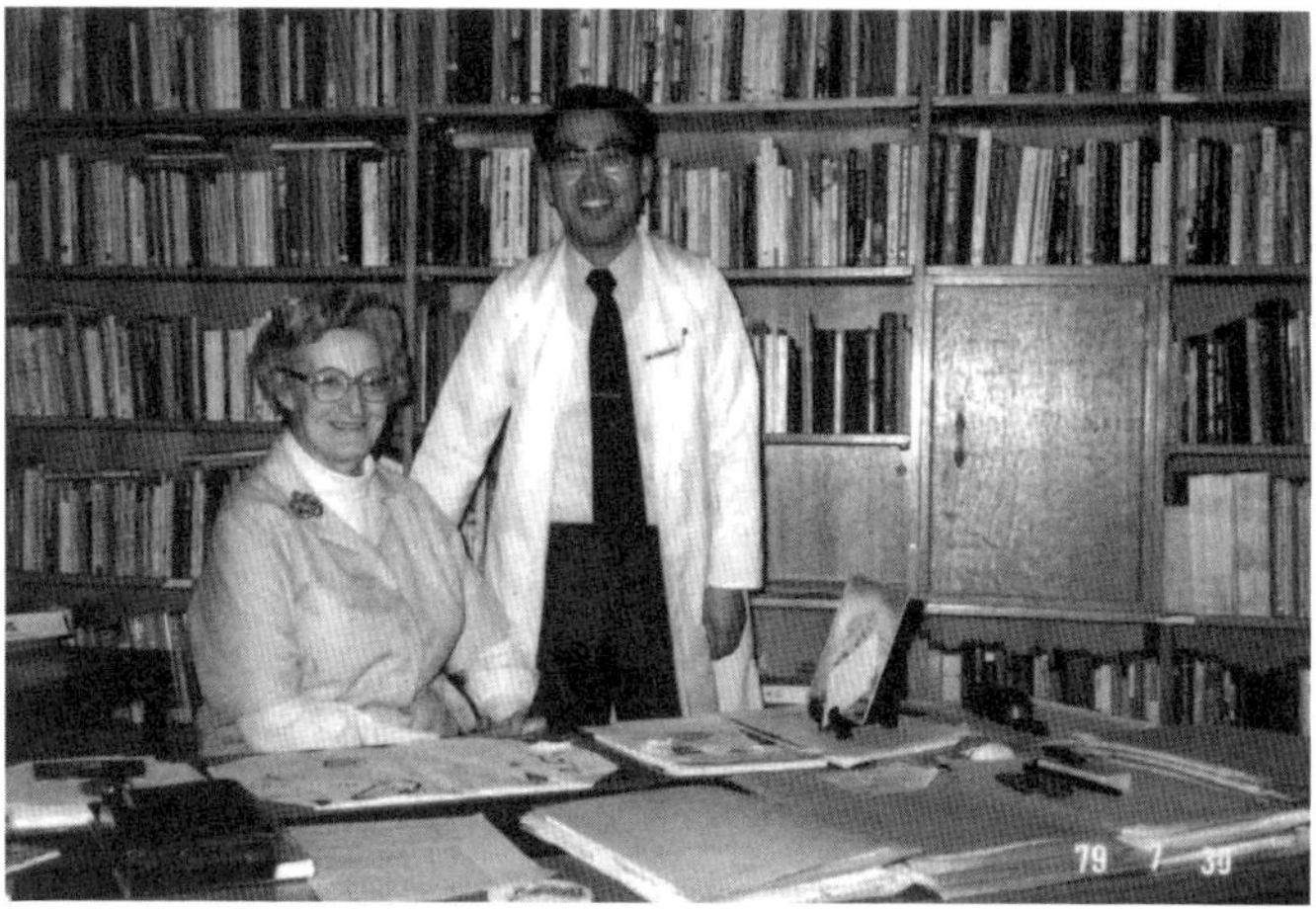

ソンダース先生と（1979年）

大切だけれど、それだけではホスピスはできませんよ」ということを、間接的に伝えようとしていたのです。そしてこう続けました。

「経験深い精神科医が来てくれて、痛みのためにイライラしている私の悩みに、耳を傾けてくれることでもありません」

私自身はもともと精神科の医者で、途中でホスピスに関心を持ちだして、ぜひ日本にもホスピスをつくりたいという気持ちから、セント・クリストファー・ホスピスを訪問したわけです。私自身が精神科医だということをよくご存じなのでした。

しかしその私に向かって、「精神科医が、私の悩みに耳を傾けてくれることでもない」と言い放つのです。では何を望むのでしょうか。

「私がまず望むのは、私の痛みの原因をしっかりと診断し、痛みを軽減する薬剤の種類、量、投与間隔、投与法を判断し、それを直ちに実行してくれる医師が、私のもとに来てくれることです」

ごくごく当たり前のことと思うかもしれません。けれど私はこのことばの中から、彼女がいちばん言いたいことは、次のことばではないかと解釈しました。

「ホスピス医は、身体をしっかり診ることができるということが、大切です」

私は精神科医ですから、こころを診る専門家でした。もちろん医師としての内科的な知識は持っていますが、症状のコントロールなどや身体的な問題に対して、実際の経験を長く積んでいるわけではありません。しかし、ソンダースが言いたかったのは、こうです。

「あなたは確かに精神科の医者で、その分野では非常にいい仕事をしてこられたかもしれませんが、ホスピスという仕事をするためには、症状のコントロールができることをはじめ、さまざまな病気を持つ人間を内科的にきちんと診ることが大切です。それができなければ、決してホスピス医はつとまりませんよ」

実に彼女らしい表現の仕方で、〝甘い〟気持ちでいた私を諭してくれたのです。こたえました。でも同時に「やるぞ」という気持ちが湧いてきました。

帰国してすぐ、淀川キリスト教病院で、当時院長をしておられた白方誠彌先生に、「こういう体験をしました。3年ほどで結構ですから、内科の研修医として内科で働かせてください。もちろん精神科の外来もきちんとつとめます。ご迷惑はおかけしませんのでぜひお願いします」と申し出たら、その場で「わかりました。やってください」と許可をいただきました。

それから3年間、私は精神科の医者をしながら内科病棟で働かせてもらい、ようやく身体を診ることもできるようになりました。そしてやっと、痛みのコントロールや、がん末期の患者さんが悩む身体症状のコントロールができるようになりました。

もちろん、3年間という時間で十分だとは思いません。しかし、少なくともホスピス医としてスタートすることはできたように思います。そういう意味では、ドクター・ソンダースのことばが、私の人生の方向性を決めたということです。人のことばというのは本当に大切だと思います。

「私の希望は、ホスピスがこの世からなくなること」

彼女のことばでもう一つ印象的だったことばがあります。「将来のホスピスについてどんな希望をお持ちですか」とお聞きしたのです。そのとき私が期待していた答えは、「ホスピスという名前やその考え方が、世界中に広がることです」という答えでした。

ところが返ってきたのは、それとは正反対。

「私の希望は、ホスピスがこの世からなくなることです」と。

びっくりしました。でもその真意は、「現在ホスピスでなされているようなケアが、同じようにどこでもなされるようになることが、私の希望です」ということだったのです。彼女はそれを「ホスピスがこの世からなくなること」と表現したのです。

「すごいなあ」と思いました。「参った！」というのが、正直な感想でした。一流の人とは、こういうふうに考え、その理念をきちんと人に伝えられる人、表現

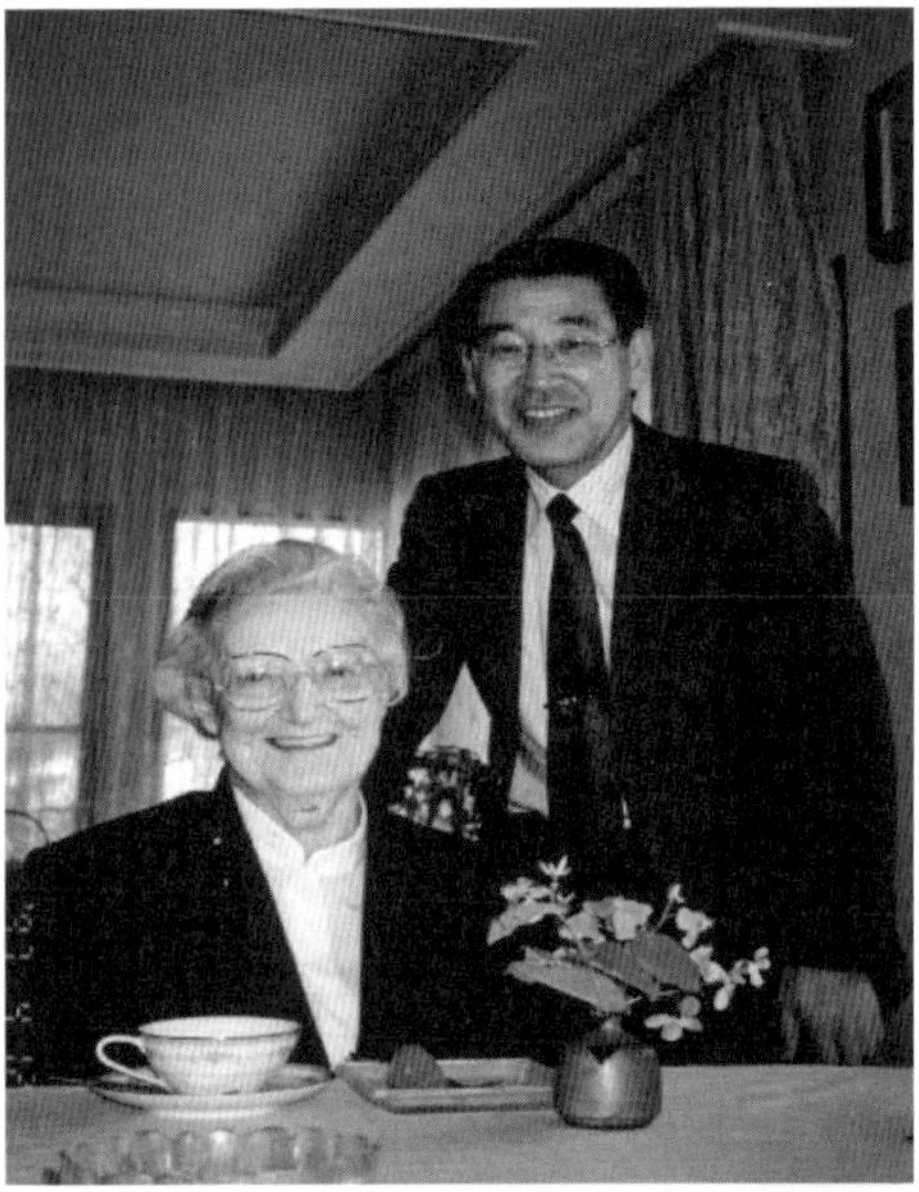

ソンダース先生と
（1997年）

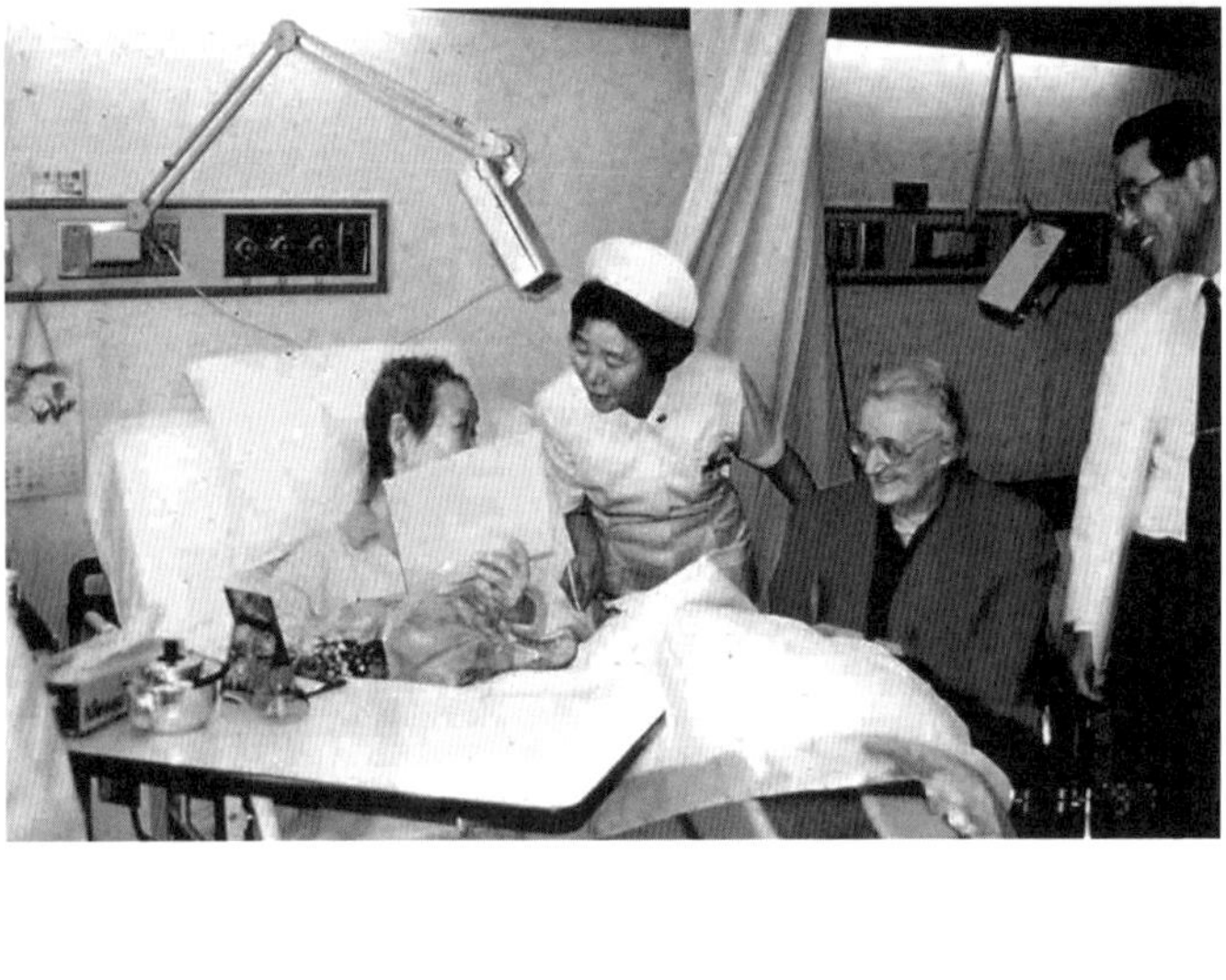

できる人なのだと感動しました。

それから18年、１９９７年、ドクター・ソンダースが77歳で私が57歳のとき、「ぜひ、日本のホスピスのためにひと肌脱いでほしい」と来日することをお願いしたのです。できれば2週間ほど日本に滞在していただき、テレビ出演や新聞のインタビュー、講演などを通じて、ホスピスの重要性を日本に広めてほしいという要請です。私個人ではなく、ホスピス関係の団体を通じて、そういうリクエストをしました。先生は快くかなえてくださいました。

大阪の私の家にいらしてくださったとき、お寿司をごちそうしたのですが、ハマチをのどに詰まらせて苦しがられたのを思い出します。その後、ドクター・ソンダースはお寿司嫌いになったという、いやなうわさを聞きましたけれども(笑)。桜の季節なので大阪城の桜をご案内したり、淀川キリスト教病院のホスピスの回診にも立ち会ってくださいました。

“Not doing, but being”

ドクター・ソンダースは、たくさんの素晴らしいことばを残しておられます。いうまでもなく、ことばというのは、物事の本質を表現するものですが、その本質を表現する力が、短くて、しかし、しっかりしているということが大切です。

では、本質を示すことばとは、どういうものでしょうか。例えば、長い文章を読んで、その結果、物事の本質がこころに響いてくることももちろんあるかもしれません。

しかし、短くて、かつピシっと決まることばのほうが力があるという気がします。彼女が残したたくさんのことばの中で、私自身がいちばん感動して、そして自分もそうありたいというふうに思っていることばは、前にも紹介した“Not doing, but being”ということばです。

「何かをすることではなく、存在すること」ということが、もっとも大切なことなのですね。

ソンダース先生の三つのことば

1)

Not doing, but being.

何かをすることではなく、存在すること。

2)

I did not found hospice, hospice found me.

私がホスピスをつくったのではなく、ホスピスが私を見つけ出してくれたのだ。

3)

The secret of the care of the patient is in caring for the patient. (Peabody, 1927): Hospice and Palliative Care

患者のケアの秘訣は患者を好きになることだ。

「ホスピス医は、身体をしっかり診ることができるということが、大切です」という彼女のことばと矛盾するようですが、そうではありません。患者さんが痛みで苦しんでいるときに適切な薬剤を投与して、その痛みを取るという行為は、それはそれで大切なこと。でもホスピスの使命は、それだけではないということなのです。

　大切なことは、患者さんのそばにきちんと存在するということです。痛みが緩和したら、すぐそれで病室を出るのではなく、しばらくそこにいて、「ほかにお困りのことはありませんか？　お気持ち大丈夫ですか？　何かすることがあったら言ってくださいね」と、患者さんに寄りそう会話を続けながら、患者さんを安心させてあげることなのです。

　そして衰弱が進み、会話が難しくなっても、患者さんのそばにいて手を握って、腕をさすってあげるというふうに、「私はここにいますよ、見守っていますよ」という気持ちを伝えることです。誰かがそこに居れば、患者さんの気持ちは安らぎます。

もう一つあります。文章化されているものではなく、個人的な関係から耳にしたことばです。彼女は87歳で、自分の病院で乳がんの全身転移のために亡くなりました。

こぢんまりした葬儀でした。その葬儀の際、司式された牧師の先生が、「実はこのことばは、ドクター・ソンダースが私に、ある会で話をしてくださったものです。私はとても印象深く覚えていますので、ご披露します」と、聴衆に向かって話されたことばなんですね。それがとても素敵だったので、それを聞いた私と親しくしているセント・クリストファー・ホスピスのシスターが、私にわざわざ送ってくれたのです。それは、

"I did not found hospice, hospice found me."

「私が、ホスピスを、found、つくったのではなく、ホスピスが、found me、私を見つけ出してくれたのだ……」という意味です。

英語の授業ではないですけれども、「found」ということばには二つの意味があります。「創設する」という意味と、find（見つけ出す）の過去形のfound。彼女は

このことばを巧みに使って、生涯にわたって培ってきたご自身の意思を残して、旅立ったのです。

　これ、とても謙虚な、しかし本質を突いたことばだというふうに思います。もちろんソンダースはホスピス運動では有名な存在で、ノーベル平和賞候補になりましたが、残念ながら受賞にまでは至りませんでした。しかし「世界のホスピスの母」と呼ばれていて、いまでも多くの尊敬を集めています。

もちろん、ドクター・ソンダースの存在、彼女の偉大さから比べると、私の存在なんか、ほんとにちっぽけなものなんですけれども、私もホスピスに対しては、彼女と共通の気持ちを持っているのです。

　私も時どき、「ホスピスというものを日本で初めてスタートさせた柏木先生です」というような紹介をいただきます。それはそれなりに嬉しいのですが、私がホスピスをつくったのでは決してない。ホスピスという、長い歴史を持った素晴らしい考え方が、たまたまそこにいた私を見つけ出してくれた。そういう意味では、程度や深さは比べ物になりませんが、ドクター・ソンダースの気持ちと私自身の気持ちに共通点があるんです。そういう意味でも、このフレーズは、非常に印象深いのです。

ドクター・ソンダースのホスピスの理念

ホスピスの理念、基本的な考え方ということに関して、ドクター・ソンダースが非常に大切なことばを残していますので、英語と日本語を示します。

“You matter because you are you, and you matter to the end of your life. We will do all we can not only to help you die peacefully, but also to live until you die.”

日本語に訳すと、「あなたは、あなたであるから大切なのです。あなたの人生の最後のときまで大切です。私たちは、あなたが平安のうちに死を迎えることができるだけでなく、最後まで生き切ることができるように、できる限りのことをさせていただきます」

とても深い内容を持ったことばだと思います。

もう少し、ドクター・ソンダースのことばを続けます。

「人がいかに死ぬかということは、残される家族の記憶の中にとどまり続ける。私たちは最後の苦痛の性質とその対処について、十分に知る必要がある。最後の数時間に起こったことが、残された家族のこころの癒しにも、悲嘆の回復の妨げにもなる」

「耐え難い不穏の患者は、自分自身や家族に最後の別れをする準備は、ほとんど何もできない。眠っていて何も覚えていない状態での死が、穏やかな平安をもたらすことができる」

穏やかに死を迎える、安らかな死を成就することは、とても大切です。

少し古い研究ですけれども、１９９５年に私たちは、ホスピスで亡くなられた患者さんのご遺族の方にアンケート調査をしました。たくさんのアンケート項目がありましたが、その一つに「死別後つらかったとき、何が助けになりましたか」という質問をしました。患者さんと死別したあと、残された家族は必ずつらさ、悲しさを経験します。でもその中で、何がこころのなぐさめになったか、ど

ソンダース先生のことば

人がいかに死ぬかということは、残される家族の記憶の中にとどまり続ける。私たちは最後の苦痛の性質とその対処について、十分に知る必要がある。最後の数時間に起こったことが、残された家族のこころの癒しにも、悲嘆の回復の妨げにもなる。

耐え難い不穏の患者は、自分自身や家族に最後の別れをする準備は、ほとんど何もできない。“眠っていて何も覚えていない状態”での死が、穏やかな平安をもたらすことができる。

んなことが助けになりましたかと、問いかけたのです。答えのトップが「安らかな死」でした。患者さんが亡くなったのはとってもつらく悲しい、さみしいことですけれども、安らかに死を迎えたということが、家族の救いになったのです。

　ということは、安らかな死を実現させることが、ご本人のためであるだけではなく、ご遺族の助けにもなるということです。苦痛から解放された最後を迎えていただくということが、とても大切。それが「安らかな死」につながります。

「安らかな死」の実現には、これ以外にも、家族の支えをサポートする態勢や、十分にお世話をするための気持ち、あるいは友人や知人、親戚、医師・看護師の支えなども関係します。宗教の支えなどもあるかもしれません。でもとにかく、安らかに死を迎えたということが、ご家族のいちばん大きな助けになったということは、よく胸に刻んでおいてください。

死別後つらかったとき、
何が助けになったか？（柏木, 1995）

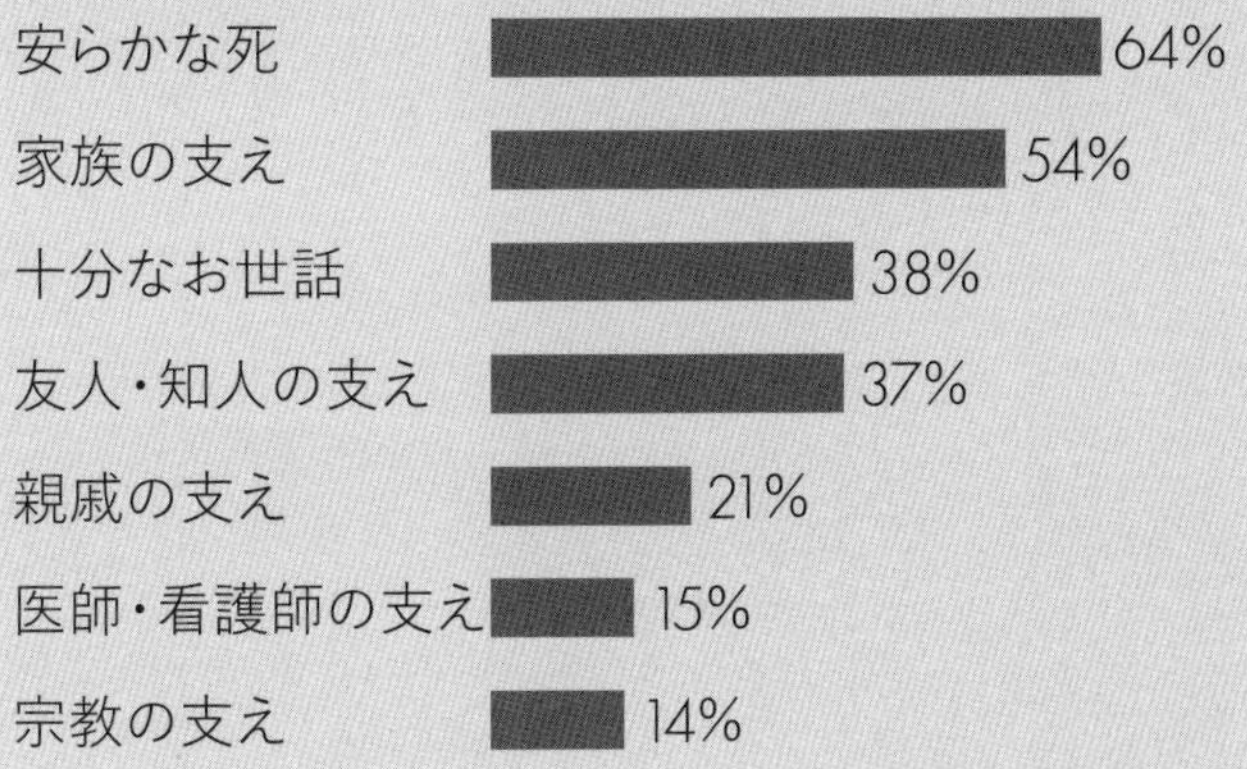

ホスピスが果たすべき「七つの架け橋」

１９９７年、ドクター・ソンダースが来日されて各地で講演をしていただきましたが、その際に「セブン・ブリッジ」という講演がありました。「七つの架け橋」ということですね。

ドクター・ソンダースがいつも言っておられたのは、「ホスピスの考え方や、ホスピスでなされているケアそのものはとても大切なことですが、ホスピスの大切な働きはそこだけで終わらずに、多方面に広がりを持つ必要がある」ということです。「ホスピスの働きは、いろんなところに影響を与える働きである必要がある。本当に大切なことというのは、伝播していかなければならない」というのです。

そして彼女は、「その大切な働きの橋渡しをするために、いろいろなところに橋を架けたい」と語っています。橋を架けることによって、ホスピスの果たす大切な働きが他へ広がっていく。それを彼女は願っていました。

ソンダースが架けた七つの橋

1 聴くという橋
2 痛みの基礎研究に架ける橋
3 地域に架ける橋
4 家族に架ける橋
5 急性期医療に架ける橋
6 スピリチュアル的側面に架ける橋
7 喪失を乗り越えて成長するために架ける橋

ではその観点から、「七つの架け橋」を眺めていきましょう。

「聴くという橋」

その第一は「聴くという橋」です。これはドクター・ソンダースがさまざまなところで強調していることですが、ホスピスという場で、医師やナースやソーシャルワーカーやボランティアの方々が、何をいちばん大切にしているかというと、人々の話にしっかりと耳を傾ける、つまり傾聴ということです。

これは「人間力」の中でいちばん最初に挙げた項目でもあります。彼女も「ケアの中で何がいちばん大切ですか？」という質問に「それは“listen to the patient and family”（患者さんや家族のことばに耳を傾けること）」と、即座に答えていました。だから聴くというのが、ホスピスケアの中核になっているというわけです。

「聴く」ということは、ホスピスだけでなく、その他の医療の各分野、看護の分野、介護の分野、福祉の分野でも仕事の基本になると思います。

例えば一般の企業でも、上司が部下の話にじっくり耳を傾けることはとても大切ですし、逆に、部下は上司の言うことをしっかり聴くということが大切です。家庭内でも、家庭の平和を守りたいと願うなら、夫は妻の言うことを、妻は夫の言うことをしっかり聴く必要があります。もちろん、親は子どもの、子どもは親の言うことにしっかりと耳を傾けることも重要です。「耳を傾ける」というのは、ホスピスだけでなく、あらゆる団体、あらゆる人間関係の基本中の基本になります。

しかし、ホスピスの中では、特にその重要度が増します。なぜならホスピスで日々を過ごす患者さんは、〝やり直しがきかない〟状況の中にいるからです。一般の回復可能な病棟で闘病生活を送っている場合は、例えば医師の心ない、冷たい表現でこころが傷ついても、病気が癒えて退院すれば、そのことを忘れられます。つまり、やり直しがきくわけです。

ところが、末期の床についている患者さんに、スタッフが心ない表現をして、そのこころを傷つけてしまったとすると、傷ついた患者さんは、その傷を引きずったまま亡くなることになります。そういう意味で、やり直しがきかない状況で毎日を送っておられる方々には、やはりしっかりとした「聴き手」が欠かせないということです。

「痛みの基礎研究に架ける橋」

これは少し専門的になりますが、「痛みの基礎研究に架ける橋」ということも言っています。ドクター・ソンダースは、セント・クリストファー・ホスピスをつくる前に、セント・ジョセフ・ホスピスというところで、痛みの研究をしていました。そしてモルヒネを飲むという方法を、世界で初めて開発したのです。コントロールが必要なのは、ホスピスだけではありません。内科や外科、産婦人科、その他さまざまな医学の分野で、痛みというのは頻繁に見られる症状です。ホスピスで開発された痛みのコントロール方法が、他の分野でも応用できれば、患者さんにとっては福音になるはずです。

そういう意味で、痛みのコントロールの橋渡しを、二番目に挙げています。

「地域に架ける橋」

三番目は「地域に架ける橋」。医療分野における地域連携は、いま日本でも大きな話題になっていますが、その先駆的な考え方です。ホスピスケアというのは、セント・クリストファー・ホスピスのように素晴らしい病棟を持った建物の中で行われるケアであるけれども、そのケアが、その地域で、地域の人たちのためにいい仕事をするという、地域性を忘れてはいけない。そのことを、ドクター・ソンダースは強調しています。

地域のためにホスピスが存在するという考え方は、いまや世界的な広がりを持っています。私はニュージーランドのホスピスを訪問したことがあります。ベッド数はたった5床、とても小さなホスピスです。たった5床で、その地域の末期がん患者70人をケアしているのです。基本は訪問看護、往診です。そして地域の患者さんの痛みがひどくなって、在宅診療では対応できなくなったときに、一時的にホスピスに入院して、症状のコントロールをします。回復したら自宅に戻ります。だんだん弱ってきて、家で看取るのが難しいような家庭の事情がある場合には、ホスピスに入院し、ホスピスで看取るのです。

だから、たった5床のホスピスでも、地域に居住する患者さんをちゃんと診ている。これは、地域に根ざしたホスピスでなければできないこと。これが「地域に架ける橋」の精神です。

「家族に架ける橋」

「家族に架ける橋」もあります。というのは、ホスピスのケアの対象になるのは、決して患者さんだけではないからです。その患者さんのご家族もしっかりケアするということが、ホスピスケアにとって、とても大切な要素であると、ドクター・ソンダースは強調しています。

各地のホスピスが発行するパンフレットに、「ホスピスのケア、緩和ケアの対象は、患者さんだけでなくご家族、それから介護者です」ということばが目立つようになってきました。いいことだと思います。ご家族や介護者もケアの対象にする、というのは、とても大切な概念だと思います。

「急性期医療に架ける橋」

「急性期医療に架ける橋」も取り上げました。しかし、例えば心筋梗塞や脳梗塞、それから、大きな事故で骨折して入院してきた患者さん、こうした急性期の患者さんとホスピスのケアが、どう関係するのか、ちょっとわかりにくいと思います。

ドクター・ソンダースが書いたいろいろな本を読んでみると、「人間の苦しみというのは、慢性期でも急性期であっても、それほど大きな差はない」ということがわかります。

ですから、ホスピスで大切にされていることは、きっと急性期医療でも大切なことになるに違いないのです。つらい思いをしている患者さんのベッドサイドへ行って、「つらいですねえ」と一言、声をかけてあげることが、どれほどその人の痛みを軽減するかは、はかり知れません。「急性期医療においても、ホスピスのこころがとても大切なんだ」と、彼女は強調しているわけです。

「スピリチュアル的側面に架ける橋」

六番目は「スピリチュアル的側面に架ける橋」。

「スピリチュアル・ケア」ということばがあります。なかなかわかりにくい概念ですが、私は「魂のケア」と訳しています。そう考えればわかりやすいかと思います。

ドクター・ソンダースは「トータル・ペイン」ということばを自分でつくって、いろいろな文献に記しています。ご存じの方も多いと思いますが、トータル・ペインというのは、「身体の痛み」「こころの痛み」「社会的な痛み」、そして「魂の痛み」です。

英語で言うと、Somatic pain、Psychological pain、Social pain、Spiritual pain。

そんな四つの痛みを、トータルにとらえる必要があるのですが、中でも「魂のケア」というのは、とても大切ですが、同時に対処が難しい。

人間は病気、特に回復不能な病気になったときには、こころが痛み、身体が痛み、社会的にもさまざまな苦痛に襲われます。死の不安を筆頭に、「魂の不安」というものが出現します。

私は数多くの患者さんを看取りましたが、その患者さんがどんな痛みを持っているかは、一人一人違う。けれども、魂の痛みを持っている患者さんのケアがいちばん難しい。詳しくはあとで、お話しすることにします。

「喪失を乗り越えて成長するために架ける橋」

七番目です。「喪失を乗り越えて成長するために架ける橋」。

これは一言で言うと〝悲嘆のケア〟です。患者さんが亡くなったあと、ご遺族は、悲しみの期間を体験されます。その悲しみの期間に対して、ホスピスがどのような援助をすることができるかです。

「グリーフ・ケア」ということばがあります。グリーフとは「悲嘆」の意味。日本でもこの悲嘆のケアがなされていますが、まだまだ、新しい分野で、理念が確立されているとは言いにくい。

参考のために申し上げると、アメリカのホスピスというのは非常に発達していて、「ホームケア・ホスピス」という名前があるように、「在宅で闘病し、在宅で看取りをする」というのが、いちばん大きな特徴です。

また、グリーフ・ケアも重要視されていて、患者さんが亡くなったら、それでケアが終わるのではなく、亡くなったあとの遺族のケアにも、きちんとしたプログラムが成立しています。そのプログラムがあるということが、正式なホスピスとして認められるかどうかの重要なポイントになっています。というのは、ホスピスケアとして正式な認定を得るための大きな条件があって、そこにグリーフ・カウンセリングやグリーフ・ケアのプログラムがしっかりと組み込まれています。悲しみのケアのプログラムが確立しているということが、ホスピスとして正式に認められるために必要なのです。

少し、宣伝を兼ねて補足します。2021年の11月、神戸で「アジア太平洋ホスピス大会」が開かれます。この大会のテーマが、"Building Bridges"です。実はこれ、ドクター・ソンダースの「七つの架け橋」からアイデアをいただいたものです。"Hospice Palliative Care Beyond Borders"が標語になっていて、邪魔な垣根を取り払って、いろいろなところへと橋渡しをする、そういうホスピス緩和ケアでありたいという願いが込められています。ドクター・ソンダースが強調した「さまざまなところと、さまざまなところへの橋渡し」を、アジアの中でも実践していこうという試みです。

「HOSPICE」の文字それぞれに意味がある

私はずっと、ことばに対するこだわりを持ってきました。ホスピスをスタートさせてから3年目くらいのときに、WHO（世界保健機関）から手紙が来ました。

「ホスピスということばを短く定義する企画をしている。ついては日本でホスピスケアをしているドクター・カシワギに、ちょっと工夫をして、ホスピスの働きを短く、できるだけ短く表現してほしい。よければそれをパンフレットに採用したい」

というリクエストが来たんです。「ちょっと工夫をして」と書いてありました。

その手紙を見て、私はすぐに「それだったら、そのホスピス（HOSPICE）ということばの頭文字を使って、ホスピスケアの内容を説明するのがいちばんよいのではないか」と考え、結果的に、当時のホスピススタッフの知恵も借りて、標語をつくりました。

「H」の頭文字に代表されるものは、明らかにホスピタリティ（Hospitality）です。

Hospitality	親切なもてなし
Organized Care	チーム・アプローチ
Symptom Control	症状のコントロール
Psychological Support	精神的支え
Individualized Care	個別性の尊重
Communication	コミュニケーション
Education	教育

「親切なおもてなし」です。

二番目の「O」をどうしようかと考えて、「オーガナイズド・ケア」(Organized Care) としました。オーガナイズドというのは、「組織立った」という意味。組織立ったケアですから、チーム・アプローチですね。医師だけではなく、ナースだけではなく、医師とナース、ソーシャルワーカー、宗教家、栄養士の人とか、薬剤師、理学療法士、作業療法士、音楽療法士、アロマセラピスト……そういう各専門技能を持った人たちがオーガナイズされて、チームで患者さんのケアに当たる。それがホスピスケアです。オーガナイズド・ケアは、とても大切な概念なのです。

「S」は、「シンプトム・コントロール」(Symptom Control) です。症状のコントロール。痛みをはじめとして、非常に不快な症状に悩んでいる末期の患者さんの症状のコントロールをするというのは、いちばん大切なホスピス緩和ケアの働きです。

「P」は、「サイコロジカル・サポート」(Psychological Support)。精神的な支え。

これをどうするかは、のちほどお話しします。

「I」がなかなか難しかったのですが、結果的には「インディビデュアライズド・ケア」(Individualized Care)というふうにしました。インディビデュアライズというのは、個別性を重んじた、一人一人の特徴に合わせた、その人にふさわしいという概念。AさんにはAさんに適したやり方、BさんにはBさん向きのやり方があります。Aさんに提供したケアが、Bさんにもそのまま提供してもいいとは限らない。これが一般の病気と違うところです。例えば糖尿病で、重症になって糖尿病病棟に入院すると、そこで施されるケアは、ほぼ画一的です。しかしホスピスで、ケアを受けられる方のニーズというのは、一人一人、全部違うんです。

それから「C」は「コミュニケーション」(Communication)、「E」についてはさんざん悩んだ末に「エデュケーション」(Education)に落ち着きました。ホスピスケアを継続していくためには、あとに続く人たち、つまり若い先生方、まだ経験不足のナース、ソーシャルワーカーなどの教育が不可欠で、こういう後進を育てるエデュケーション(教育)というのも、ホスピスケアの中で非常に大切であるということからです。

こんな形で〝ちょっと工夫をして〟、ＷＨＯに返事をした結果、小さなパンフレットの一部を担当させていただきました。懐かしい思い出です。

ことばにこだわれば〝気づき〟が生まれる

少し話を変えますが、ことばにこだわっていると、新しい気づきがもたらされる場合があります。大げさに言えば、思想の広がりとか、洞察の深まりとかです。そういうことを経験してきたので、ことばにこだわることは、とても大切なことだと確信しています。

大阪大学で医学に関する哲学を論じておられた中川米造先生という方がおられます。実に多くのことばの意味を教えていただきました。中川先生は、腎臓がんで亡くなるのですが、逝去される少し前に、ＮＨＫのインタビュー取材を受けられた。そのときにおっしゃったこのことばが、いまでも忘れられません。

「私の生命は間もなく終焉を迎えます。しかし、私のいのち、すなわち私の存在の意味、私の価値観は、永遠に生き続けます。ですから私は、死が怖くありません」

私、このことばを聞いたときに、明らかに中川先生は「生命」ということばと「いのち」を分けて使っておられることに気がつきました。ご自分でもがんだということがわかっていて、やがて死を迎えると述べておられます。それも、それほど先のことではなく、かなり身近に死を感じておられた。「生命が間もなく終焉を迎える」ということは、「生命というのは有限である」ということをおっしゃっている。確かに生命は有限です。それは生命保険の仕組みを見ればわかりますし、生命維持装置もスイッチを切れば生命の終焉を迎えることがわかります。

しかし「いのち」に関しては、「私のいのち、すなわち私がこの世に存在をした意味、私の価値観は永遠に生き続けます。ですから、私は死は怖くありません」と語っておられる。

私はこのことばを聞いたときに、生命には終焉があるが、いのちには終わりがないということが、印象深く響きました。そして、こう続けられました。

「これまでの医学は、生命はみてきましたが、いのちはみてこなかった。これからの医学は、いのちもみていく必要があります」

生命をみるというのは、医学の中で非常に大切なことです。だけどそれと同時に、いのちもしっかりみる必要がある。わかりやすく言えば、「この患者さんが本当に大切にしておられるのはいったい何なのか」に目を向けるということです。肉体的な「生命」ではなく。トータルな人間としてのいのちに目を向ける。そうした姿勢が、これまでの医学には欠落していたと語っておられるのです。だから、これからの医学は、そこに目を向けなければいけません。

感動のあとの行動が大切

「いのちの無限性」を象徴する感動的な実話をご紹介しましょう。

重度の心身障害を持って生まれてきた息子さんの介護を、40年間続けてきた老夫婦がおられました。息子さんが肺炎のため、40歳の若さで亡くなって、悲しみのあまり、二人はひきこもってしまいました。しかし、いつまでもそうしていられないと、息子さんの写真を持って旅に出たのです。

ある日の空の旅で、機内放送が「左の窓から、富士山がとってもきれいに見えます」とアナウンスしてくれた。お母さんは息子さんの写真を左の窓際に掲げて、息子さんにも富士山を見せようとしていました。

そしてドリンクサービスが始まり、ご夫婦はジュースを注文しました。ワゴンを押してきてジュースを渡した客室乗務員さんは、そこで窓際の写真に気づきました。すると乗務員さんは、もう一つコップにジュースを注ぎ、「窓際の方にも、おひとつどうぞ」と手渡したんです。

すごいですね。この乗務員さんの感性に脱帽です。「ありがとうございます」とお礼を述べたお母さんは心底感動して、熱いものが込み上げてきた。

そして羽田で降りて、すぐに航空会社の事務室に出向き、「今日、機内でこんな素晴らしい体験をしました。ありがとうございました。さすがＪＡＬさん、いいスタッフをそろえておられますね」と、わざわざ感謝のことばを伝えたというのです。

これは研修担当のある男性から聞いた話なのですが、瞬時にこんな振る舞いができる感性が素晴らしい。

私は大阪大学の教員をしていた時代、身近に「感性の研究」をしている人がいて、彼にこの話をしたら、「いやー、いい話ですね」と絶賛してくれ、おまけに「感性の三要素」というものを教えてくれました。

よく「感性が鋭い」といいますが、その感性がどうやって磨かれるかというと、それはまず「気づき」、次に「感動」、三番目に「行動」だそうです。気づいて、感動するというところまでは、わりに誰でも到達するそうです。ところが、なかなか行動が伴わないのです。しかし行動が伴わないと、感性は完成しないといいます。「感動だけで終わらせたら、せっかくアンテナに引っかかった感性の無駄遣いになる」と、彼は言うのです。

気づいて感動するだけで終わらせず、感動につき動かされて、感性に従って行

感性の三要素

1 気づき
2 感動
3 行動

動することが大切だと、納得しました。

この話には余談があります。以前、ゆったりとしたソファーに中年男性が深々と腰を掛けて、コーヒーを飲むＣＭがありました。ネスカフェ・ゴールドブレンドのものだったと思います。そこでコーヒーカップをテーブルの上に置いたときに、湯気がふわぁーっと漂ってくる。私はこの「ふわぁーっ」とした感じが好きで、「このＣＭ、なかなかいいね」と、彼に話しました。そして私は、ＣＭの良し悪しを判別する感性があると思うと、彼に話しました。すると、「でも、ちょっと足りませんね」と、即座に反論されてしまった。

「いや、これがよくできていることに気づいたのはいいし、湯気の漂い方に感動したのも結構です。でも感性を完成させるためには、実際に次の日ネスカフェを買いに行って、ちゃんと飲まないといけないんです」

「冗談か？」と思いましたが、彼は真剣です。でも、確かに考えているだけでは、どんなにいいことでも相手に伝わらない。行動に表す必要があるのです。

我々の日常生活の中でも、医師、ナース、病院のスタッフが気づくことはたくさんあります。そして「あーっ」と感動する。でもその次のステップ、一声かけるとか、ちょっと手を貸すとか、なかなか行動にまで結びつかない。だけど、感性というのは、行動までいかないと完成しないという彼の意見に従って、それ以来、ことあるごとに「感性の三要素」を説いて回っています。

人は死を背負って生きている

私自身が、自分の臨床経験の中から紡ぎ出したことばがあります。ひょっとしたら、どこかで同じようなことを言っている人があるかもわかりませんけれども、これからお話しするのは、私自身が勝手にオリジナルであろうと考えているものばかりです。

まず「人は、死を背負って生きている」ということばです。普通は「生の延長上に死がある」と思うでしょうが、でも実際は、「死を背負って生きている」と思わざるを得ません。それは、私自身のこれまでの臨床経験から出てきた経験則のようなものです。

1枚の紙の表面を「生」としましょう。普段、元気で生きているときに紙を見ると、「生」いう字が書いてある。しかしあるとき風が吹いて、紙がひっくり返るときがあります。そこで、裏側に書かれた「死」という文字を目にする。人生とは、こんなものではないかなと、最近思うことが多くなりました。

ずいぶん前の話ですが、私に初孫が生まれたとき、家内と一緒に顔を見に行きました。ある病院の新生児室で、20人ぐらいの新生児がいまして、みんなかわいいんです。その中でもいちばんかわいいのが私の孫娘だったんですが、まあそれはちょっと横に置いておきましょう。

「かわいいね、よかったなあ」で、帰ろうかとその部屋を出る直前に、びっくりするような想念というか、思いが、私のこころにはっきりと湧き上がってきたんです。

それは、「あ、この子たち、みんな死ぬんだな……」。はっとしました。生まれたての赤ちゃんを見て、「この子たち、みんな死ぬんだな」と思う人間なんて、世の中にそういませんね。当時は多忙を極めていて、毎日毎日、看取り、つまり死と対峙していたせいでしょうか。人の死を、身をもって体験していた、それが関係しているんだと思います。

「いやーこれ、ちょっと気をつけないといけないな」と、気分を引き締めたのですが、それから3日くらいたったときに、新聞の川柳欄に私が安心するような句が当選句として載りました。一つは「生受けた　その場で背負う　死のさだめ」というものです。これ、私がつくったんじゃないかなあと思うくらい（笑）の川柳なんですけれども。なかなか、いいですね。

類似句がないかなと、いろいろ見渡すと、あるものなんですね。「誕生後　一歩踏み出す　死出の旅」。この世に生を受けたものは、ただ一人の例外もなく死を迎えるということのエッセンスが、五・七・五にまとめられています。

三つ目は、「生の先　ではなく隣に　死は潜む」。生と死の間に距離がないということ。私の「死を背負う」というのも一つの表現の仕方でしょうけれども、「隣に死は潜む」に負けるかもしれません。「隣」というのですから距離はない。

人は死を背負って生きている

生の延長上に死があるのではなく
人は死を背負って生きている。

死を背負って生きる

生受けた　その場で背負う　死のさだめ
誕生後　一歩踏み出す　死出の旅
生の先　ではなく隣に　死は潜む

ともあれ、人は死を背負って生きている……つくづくそう思います。

「矢先症候群」

「人は死を背負って生きている」ということを、いろいろなところでお話しすると、「でも、事故や災害などで急死するのは例外的なものでしょう。一般の人は、やっぱり生の延長上に死があるのではないでしょうか」とよく反論されるので、「いや、医師の仕事をしていると、いままでとても元気だったり、まだまだ大丈夫と思っていた人が、ある日突然、何かの拍子であの世に旅立ってしまうことがあります。それを見ると、やっぱり人は死を背負って生きているなあと思うんですよ。それを私は『矢先《やさき》症候群』と名づけています」と答えています。

「矢先症候群」の例をご紹介しましょう。62歳の男性が肝臓がんの末期で入院してこられました。「余命はあとひと月くらいかな」と感じました。

58歳の奥様はこう語ります。「主人は仕事人間で、1年前に定年退職して、これからゆっくり温泉にでも行こうと言っていた矢先に、がんで倒れました」。これが「矢先症候群」です。生の延長上に死があると思っていたのに、実は死を背負って生きていた。残念ですが、本人がそのことを知らずに病に倒れ、そして旅立ってしまったのです。

この患者さんを看取ってから2週間後に、もう1組のケースに出会いました。58歳の卵巣がんの女性が、肝臓と肺にすでに転移をしていて、やっぱり余命1か月くらいの状態。ご主人にお話をうかがいました。1年前に娘さんが結婚して家を出て、二人だけの生活になった。これからゆっくり、温泉にでも行こうと相談していた矢先に、がんで倒れました。これも「矢先症候群」です。つまり、生の延長上に死があるのではなく、私たちは死を背負って生きているんだと考えておくほうが、現実に近いのではないかなあというふうに思います。この「矢先症候群」、最近は増えています。

「引っ張り症候群」

「引っ張り症候群」というのが、最近非常に大きな問題だと私は思っています。患者さんが医療に引っ張られることを指します。患者さんは気が進まないとしても、主治医が引っ張り、ご家族も引っ張り、結局、それに患者さんが引っ張られてしまう。

例えば、がん治療に使われる分子標的治療薬です。従来の抗がん剤は、がん細胞に効くだけではなくて、一般細胞にも影響するので、強い副作用がありました。一方、分子標的治療薬は、がん細胞だけを狙って攻撃するものです。確かに、効くときはよく効きます。しかしこれで、従来だったら治らないと思っていた症例でも、治療を継続するようになりました。これが「引っ張り症候群」です。分子標的治療薬という武器があるので、従来なら医師が「もう無理ですね」という場合でも、「まだまだ治療効果がある」と、治療を引っ張ってしまうのです。「この薬、かなり、いけるんです」などと言われると、患者さんは「治るんじゃない

引っ張り症候群

分子標的治療薬が使われるようになり、医師は「まだまだ治療効果がある」と治療を引っ張る。患者も「ひょっとするとうまくいくかもしれない」と引っ張られる。結果的に死に対する準備、死の受容、別れの会話などがないまま、死を迎えてしまう。

か」と期待を持ちます。それで治療を引っ張ってしまうんです。

もちろん、治るのなら結構なことです。でも結果的に、死に対する準備や死の受容、別れの会話などがないままに死を迎えるケースがとても増えていて、これは大きな問題だなと、個人的には思っています。

がん治療の場合、パラレルケアと言いますが、がんを対象とした対応と一緒に緩和ケアを進めます。いよいよ死が近いという段階で、従来ならホスピスが担ってきた「死の準備」がなされないまま、患者さんが亡くなってしまうのです。

ホスピスは、苦痛の緩和とともに、患者さんご本人のためにも、残されたご家族のためにも、死の準備を「援助」するところです。病院はあくまで治療をするところで、「もうこれ以上の治療は難しい」という段階になったら、終末医療に切り替えるのが普通です。緩和ケア、ホスピスケアを専門にしている人たちへのバトンタッチが行われ、症状のコントロールも含めた専門的なケアを受けて、準備を整え、家族と対話し、それから死を迎える。

しかし、分子標的治療薬の登場で、このラインがかなり崩れてしまいました。分子標的治療薬の精度が飛躍的に向上すれば別ですが、それまでの間、この「引っ張り症候群」が終末期の医療にどんな影響を与えるか、予断を許さないというのが本当のところです。

もう一つ問題なのが「免疫チェックポイント阻害薬」が急速に普及していることです。「オプシーボ」が有名ですが、その後、次から次へと新薬が登場しています。副作用が比較的少なく、なおかつ、ある患者に対しては、きわめて延命効果があり、「引っ張り症候群」の大きな立て役者になっています。しかも新薬がどんどん出現しますので、「これがだめならこれ」というように、死ぬまで治療が可能な状態になっています。患者さんは薬の効果を体験していますので、治療をやめるタイミングがきわめて難しくなってきているようです。

患者さんが治療を受けながら、併診している緩和ケア医の方から治療医に「そろそろ中止するタイミングではないでしょうか」と進言するようなことが増えているようです。

よき生を生きれば、よき死を死すことができる

私は「人は、生きてきたように死んでいく」という考え方を持っています。正確には「人は、生きてきた姿を映し出して死んでいく」ということでしょうか。これも、たくさんの人を看取ってきた経験から出てきた考え方です。

そして人間には、「よき生」「よき死」があります。前に述べた「末期患者さんの共通の願い」を思い出してください。それは「苦痛を取り去ってほしい」「自分の気持ちをわかってほしい」でしたね。

「よき生」「よき死」は、この「気持ちをわかってほしい」に深く関わってきます。よき「生」には「感謝できる人生」「散らす人生」「ゆだねる人生」がありますます。かなり私自身の主観が入りますが、このそれぞれの「人生」に対応して、「よき死」のあり方が決まってくるのだと思います。

「私の主観」と申し上げたのは、人間には個性がありますから、「感謝できる生」「散らす生」「ゆだねる生」のどれを望むかは、人それぞれだからです。

よき生を生きれば、よき死を死すことができる

↓

よき生

↓

感謝できる人生

散らす人生

ゆだねる人生

しかし、私自身は「感謝できる生」を生きたい。そうすれば「感謝できる死」が迎えられるように思います。私たちのホスピスでも、多くの患者さんが私たちに「お世話になりました、ありがとうございます」と言って旅立たれます。明らかに感謝してくれていることがわかる。振り返ってみると、そういう患者さんは、よき生を生きてこられた。そして、ご家族や友人から「ありがとう、ご苦労さん」という感謝をもらえる生き方をしてこられたのですね。

感謝して生きてきた人は、人に感謝しながら、そして感謝をもらいながら、人生を閉じることができる。だから感謝というのは、すべての人間の事象の中で「よき生」のトップにくるものだと思います。

いのちは「自分が使える時間」

二番目の「散らす人生」。聖書の中に「イエス・キリストは散らす人生を送られた」という意味のことばがあります。わたしはこの「散らす」ということばがとても気に入っていて、人に会うたびに「散らさなければだめだよ」なんて言っています。

人間には「集める人生」を送る人と、「散らす人生」を送る人とがあります。何を集めたり、散らしたりするかといえば、一つは、お金です。お金を集めることに執着する人もいますし、人のために散財する人もいます。自分の能力、技術、経験なども同じです。

それらを自分だけのために使うか、人のために使うかによって、「集める人生」「散らす人生」に分かれます。いちばんはっきりしているのが時間です。

時間というのは1日24時間、誰にも完全に平等に与えられているものです。それを人のために使おうが、自分のために使おうが、我々は自由に判断できる。あなたは自分の人生を振り返ってみたときに、24時間を、自分のために使ってきたでしょうか。それとも他人のために使ってきたでしょうか。

もし「自分のため」と思うようでしたら、これからは少しだけ時間を「散らす」方向にシフトしていただきたい。そうすると「よき死」を迎えることができ

何を散らすのか?

金銭、能力、経験、知識、技術、
アイデア、思い、時間

ると思います。

聖路加病院の日野原重明先生は、「いのちとは、いま、あなたが持って使っている〝時間〟のこと。いのちを持っているということは、使える時間が与えられているということです。自分が使うことができる時間こそが、いのちであり、それを何にどう使うかということが、生きていくということ。時間の使い方は、そのまま、いのちの使い方になります」

と語っています。日野原先生は、たくさんの素晴らしいことばを残しておられますけれども、このことばも、実に味わい深いことばです。

もう一つ、日野原先生のことばをご紹介しましょう。

「人間にとって、生きている実感を味わえるいちばん充実した時間の過ごし方は、助けを求めている人のために、自分の時間を使うことだと思うのです。誰かの役に立つということは、自分という存在そのものが活かされているということですからね」

日野原先生は、医師として医療に尽力しただけでなく、エッセイストとしても

日野原重明先生のことば

いのちとは、いま、あなたが持って使っている“時間”のこと。いのちを持っているということは、使える時間が与えられているということです。

自分が使うことができる時間こそが、いのちであり、それを何にどう使うかということが、生きていくということ。時間の使い方は、そのまま、いのちの使い方になります。


人間にとって、生きている実感を味わえるいちばん充実した時間の過ごし方は、助けを求めている人のために、自分の時間を使うことだと思うのです。

誰かの役に立つということは、自分という存在そのものが生かされているということですからね。

数々の名著を遺しておられます。ある種の「哲学」を人に教えてきた方で、ずいぶんと人のために時間を使われた方。だからこそ言えることばだと思います。

それから、「ゆだねる」ということも、とても大切です。人間には、自分の力ではどうにもならないことがあります。そんな場合は、ゆだねてしまう。「これは私の能力や範疇を超えています。神様、あなたにおゆだねします」という具合です。これが精神の安定に大きなプラスとなって「よい人生」を送ることができ、結果的に「よい死」につながっていきます。

「最後の跳躍」を大切にしよう

周りに感謝して生きてきた人は、スタッフに感謝しながら死んでいきます。だから「人は生きてきたように死んでいく」と私は言うのです。よき死を迎えるためには、よき生を生きる必要があるのです。よき生を生きたら、周囲の人たちの記憶に残るよき死を死すことができる、ということです。

ところが、これと正反対に、生前、周囲に不平を巻き散らしながら生きてきた人は、ホスピスに来ても、スタッフにブツブツ、不平を言いながら死んでいく。とはいえ、「人は生きてきたように死んでいく」と言っても例外があります。それは「最後の跳躍」を果たした場合。例えば、ブツブツ不平ばかり言っていた人が、どうしたのか、急に「ありがとう」を言い始める。この例はそう多くありませんが、これを「最後の跳躍」と、私は呼んでいます。

おそらく、自分の人生を振り返って、思うところがあったからではないかと思います。いままで、周囲に不満の種を見つけてきたけれど、よくよく振り返ると、「いろいろな人に世話になったんだなあ」と気づくのです。人間、自分の半生を振り返ると、「してもらったこと」と「してあげたこと」のバランスは、だいたい「してもらった」ことのほうが多いものです。それに気づいて、急に「お世話になりますね、ありがとう」などと声をかけられて、スタッフがびっくりする。

私は勝手に、これを「自主的内観療法」と呼んでいますが、過去の自分を振り返って、「もっと感謝しなければならなかったのに、なんて自分は感謝が足りな

人は生きてきたように死んでいく

周りに感謝して生きてきた人は、スタッフに感謝しながら死んでいく。
周りに不平を言いながら生きてきた人は、スタッフに不平を言いながら死んでいく。

⬇

例外

最後の跳躍→よき死を死することができる
人生を振り返り、
してもらったことと、してあげたことについて
自主的内観療法ができる人

かったのだろう」と思い直してくれたら、よき死を死することができるかもしれません。ただ残念ながら、最後の跳躍の数は、そう多くありません。

交わりの中での死

　では「よき死」とは、どのようなものでしょうか。これはまず「苦しまない死」ですね。人間は死ぬことは覚悟できても、苦しんで死にたくはありません。「安らかな」の「安」という字を使ったことばには、例えば「安全」がありますが、これは身体的なものや物質的なにおいがします。「この車、かなり古いけれど安全」とか、「この飛行機は安全」とか。「賞味期限ちょっと切れてるけど、安全」とか。

　ところが、こころの問題からすると「安心」ということばがあります。「こころが安らか」。しかし、こころが安らかになるためには、どうしても「交わりの中での死」が必要だと思うのです。「孤独な死」「誰もそばにいない死」というのでは、なかなか安心して死を迎えることができない。

ホスピスでは時どき、身寄りのない方を看取りますが、やっぱり、さみしいですね。交わりを提供することができるのは、我々スタッフだけですから。

マザー・テレサが、インドのカルカッタに行ったときに、交わりの提供がなく誰もそばにいることがない、路傍で死を迎える人々を見て、「これはいけない」と思い、「死を待つ人々の家」を建て、路傍で孤独死を迎えつつある人を連れてきて、着物を着替えさえ、きれいに清拭して旅立ちの準備をしてあげた。誰かが必ずそばにいる、そして手を握る、話しかける、という形で、交わりを提供したわけですね。

彼女はこの「死を待つ人々の家」の設立やその他の働きによってノーベル平和賞を受賞したわけですが、彼女の非常に大きな働きは「交わりの提供」だったのです。平安な死、これは魂の問題です。「苦しみたくない」というのは身体の問題でしかありません。平安な死というのは魂の問題です。人は交わりの中で死を迎えたいのです。漢字で言えば、「身体は安全に」「こころは安心に」「魂は平安

よき死とは?

苦しくない死	からだ	安全
交わりの中での死	こころ	安心
平安な死	たましい	平安

に」連動する……のです。

ところで「安心」とは何でしょうか？　例えば「お金があるから安心です」と言われる人がいます。「いい家族があるから安心」「友達たくさんいるから安心」「地位があるから安心」「名誉があるから安心」など、いろいろな要素があります。

でも、この五つに共通するのは「横からくる」ということです。しかし、横からくる安心というのは脆いものです。お金は使ったらなくなります。友達には裏切られることがあるかもしれません。家族だって、自分より先に死んでしまうかもしれない。まして地位とか名誉なんて、たった一日ですっ飛ぶ場合だってあります。横からくる安心というのは、それほど強固なものではないのです。

やはり頼りになるというか、最後の勝負を決めるのは、私は「平安」だと思います。平安というのは、横からではなく、上から降りてきます。絶対的なものです。

末期というのは、いままでつけていた衣がはげおちて、魂がむき出しになる、そういう時期だと思います。そのむき出しになった魂に平安があるかどうか、それがいちばん大切なことではないかと思います。

私たちはみんな、衣をつけて生きています。物理的な衣だけでなく、立場や職業、あるいは経済環境などの〝ソフト〟な部分の衣。会社の社長さん、平社員、学生さん、タクシーの運転手さん、みんな、衣をつけて生きているのですが、その衣が全部はげおちて、魂がむき出しになるのが末期だと思います。そのむき出しになった魂に、平安があるかどうか、というのが、最終的にいちばん大切なことではないでしょうか。

話を戻します。安心は横からくるものですが、平安は上から降りてきます。平安を送ってくださるのは、神であったり仏であったり、他の超自然的な力であったりするのです。個々人それぞれ、考え方が違うと思いますが、とにかく、上からくる平安が魂にきちんと届くこと。それが「よき死」の最大の条件ではないかなと、私は思います。

「よき死」に寄りそうために

さて、これまで述べてきたことをかいつまんで、「よき死」を見送る立場をお話ししましょう。アプローチとしては、ベッドサイドに座り込むことが大切です。立っていたら、相手が落ち着かない思いをします。

そして、傾聴して感情に焦点を当てること。また、「頑張りましょうね」というような、安易な励ましを避けること。理解的な態度で接することも大事です。

繰り返しますが、理解的な態度で接するというのは、患者さんの言われることばを、できるだけ自分のことばにして返すことです。例えば「この頃だんだん弱ってきまして」と言われたら、「あーそうですか、しだいしだいに衰弱する、そんな感じなんですね」という具合に、「弱り」を「衰弱」に変えて返してあげる。それを理解的な態度と言います。

また、「十分な説明」が必要なのは、言うまでもありません。

そして私は、自分の臨床経験の中で紡ぎ出したことばというか、自分自身が患

ケアする側の精神的アプローチ

- ベッドサイドに座り込む
- 傾聴し感情に焦点をあて
- 安易な励ましを避ける
- 理解的な態度で接する
- 十分に説明する

者さんやご家族のケアを通して学んだことを後輩に伝えることが、とても大切だと考えています。それも、ただ単にポイントを伝えるのではなく、〝印象深く〟伝える、ことばに工夫を加えて伝えるようにしています。これがとても大事。少し語呂合わせ的になっても構わないのです。

医学部の学生や研修医が来たときに、「患者さんとの対話の中で、特に末期の患者さんに対して、病室を出る前に、二つの門を開けることだ」と話したことがあります。「二つの門」とは「注文というもん」と、「質問というもん」。ちょっと語呂合わせ的ですが、「いまの時点で何か質問とか、注文はありませんか?」ということを、必ず病室を出る前に言う習慣をつけてもらうためのものです。自分自身も、ずっと続けてきました。

とはいえ、実はこれはかなり危険な質問なのです。「質問とか、注文とか、ありませんか?」と言ったがために、もう30分くらい、病室にいなければならないこともあるからです。「注文」に対して、重度の患者さんから「先生、この足、動くようになるんでしょうか?」と聞かれたことがあります。

その患者さんは乳がんの末期で、腰椎に転移して、その転移したがんが脊髄を圧迫し、足が完全に動かなくなっていたのです。彼女は、いままで怖くて質問さえできなかった。医師側も「これはもう、動くようになりません」と、きちんと説明をしていない。でも私は患者さんがその質問をしたときに、「あ、もう伝えても大丈夫だな」と判断しました。

ただし、そこにまた一つテクニックが必要です。テクニックというのは変ですが、私がどう返したかというと、「ひょっとして、もう動くようにならないのではないかと思っていらっしゃるんですか？」「いやー先生、そうなんですよ、もうここ１、２週間、ぴくっとも動きませんですしね」。この会話、それから30分ほど続くのですが、それは、「何か質問とか注文とか」という誘い水をかけて、初めて出てきたことばなんですね。

そういう「寄りそい」が、とても大切になります。

末期の患者さんは、やり直しがきかない状態で日々を送っておられます。スタッフや家族は、患者さんの気持ちにしっかり寄りそっていくことが大切です。

おわりに

私も「ホスピス」という流れに見出されました

ホスピスの母と言われるシシリー・ソンダース先生は、多くの大切な言葉を残しています。そのいくつかは本文で紹介しましたが、なかでも私がもっとも好きな言葉は“I did not found hospice, hospice found me.”（私がホスピスをつくったのではなく、ホスピスが私を見つけ出してくれたのだ）です。ソンダース先生のこのことばが、私にも当てはまるからです。長い歴史を持った素晴らしいホスピスという流れが、たまたまそこにいた私を見つけ出してくれたのです。

ソンダース先生は、とてもユニークな歩みをしておられます。ナースとしてスタートし、ソーシャルワーカーとして働き、38歳で医師になりました。そして末期がん患者の痛みのコントロール法を研究しました。

それらを統合して、末期患者の身体のケア、こころのケア、社会的なケア、魂のケアを総合的にするホスピスを設立されたのです。

先生のスタートは、痛みのコントロールでした。

私のスタートは、こころのケアでした。精神科医として7年ばかり経ったとき、留学先のアメリカでホスピスケアに触れ、感動し、内科研修を経て、ホスピス医になりました。痛みから出発したソンダース先生も、こころから出発した私も「ホスピス精神」というものを大切にして、ホスピスケアに携わったのだと思います。先生の偉大さに比べれば、私の存在など小さなものですが、先生にお会いして、いろいろ話をさせていただくうちに、患者さんのケアに関して、同じような思いがあることがわかり、嬉しくなったことを思い出します。

本書の生みの親ともいえるＮＰＯ法人「ホスピスのこころ研究所」理事長の前野宏先生の思いも、同じ方向を向いていると思います。

ホスピス緩和ケア病棟は現在、４００か所を超えました。数が増えると「思い」が薄れるというのが世の常だと言われますが、本書を通して「ホスピスのこころ」に対する「思い」に触れていただく機会になれば嬉しく思います。

なおカバーの写真は一九九七年、ソンダース先生が来日の際、大阪城公園の桜見物に出かけたときのものです。

２０２０年初夏

柏木哲夫

本書のもとになった講演

NPO法人ホスピスのこころ研究所主催シリーズ講演会

「ホスピス緩和ケアの原点——ホスピスのこころ——を極める
柏木哲夫とシシリー・ソンダース」

第1回……寄りそうということ（柏木哲夫）
２０１９年1月12日　札幌エルプラザ

第2回……「私と共に目を覚ましていなさい」
シシリー・ソンダースの考える「寄りそう」（小森康永）
２０１９年4月20日　かでるホール

第3回……ケアする人に必要な人間力（柏木哲夫）
２０１９年6月29日　札幌エルプラザ

第4回……シシリー・ソンダースの考える「人間力」（小森康永）
２０１９年8月3日　札幌エルプラザ

第5回……ケアする人に必要な「ことば」（柏木哲夫）
２０１９年11月16日　ロイトン札幌

第6回……シシリー・ソンダースの考える「ことば」（小森康永）
２０２０年1月18日　ロイトン札幌

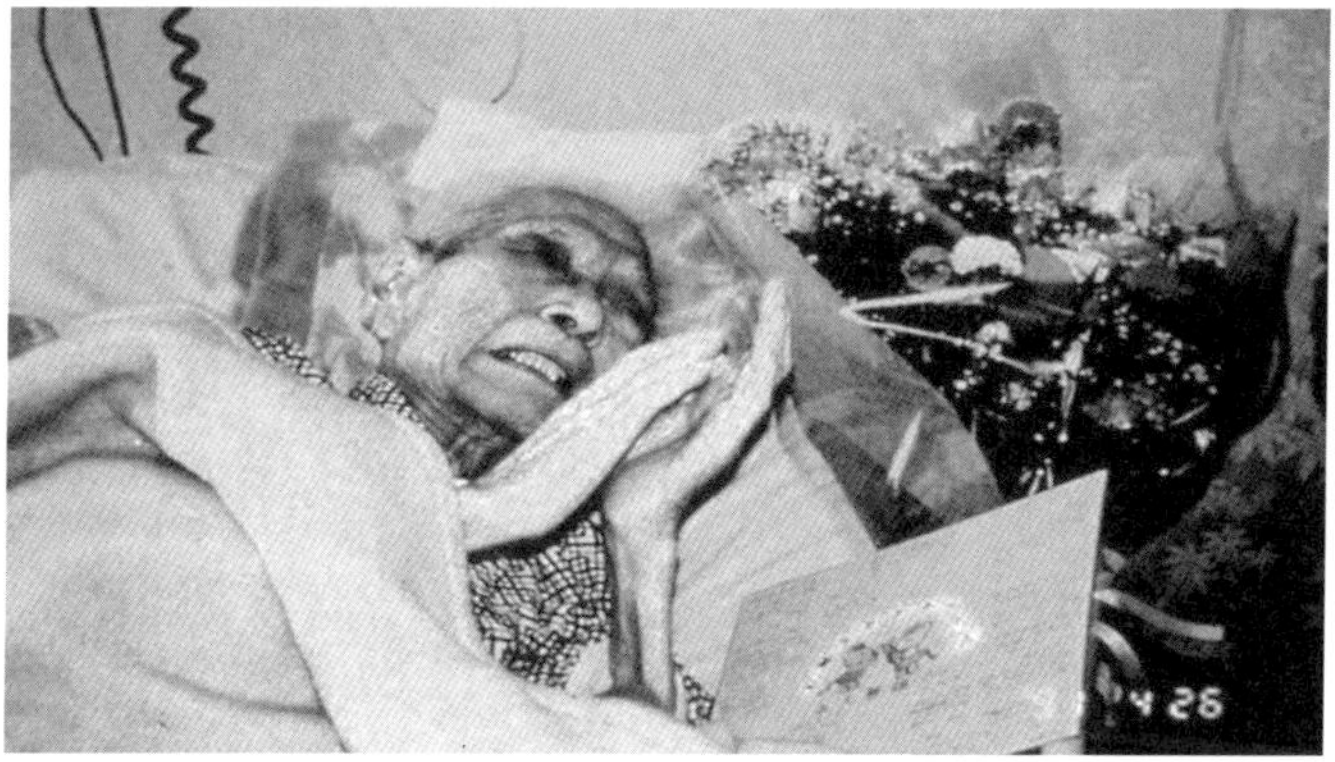
4 26

柏木哲夫 かしわぎ・てつお

1965年大阪大学医学部卒業。同大学精神神経科に勤務したのち、米ワシントン大学に留学し、アメリカ精神医学の研修を積む。72年に帰国後、淀川キリスト教病院に精神神経科を開設。日本初のホスピスプログラムをスタート。93年大阪大学人間科学部教授に就任。退官後は金城学院大学学長、淀川キリスト教病院理事長を歴任。ホスピス財団理事長、NPO法人ホスピスのこころ研究所顧問。著書に『人生の実力　2500人の死をみとってわかったこと』(2015年)、『恵みの軌跡　精神科医・ホスピス医としての歩みを振り返って』(2017年)など多数。

柏木哲夫とホスピスのこころ

2020年6月30日　初版第1刷発行

著者　柏木　哲夫
発行者　伊藤　良則
発行所　株式会社春陽堂書店
〒104-0061
東京都中央区銀座3-10-9　KEC銀座ビル
電話 03-6264-0855(代)

編集協力　NPO法人 ホスピスのこころ研究所
理事長 前野　宏

印刷・製本　小野高速印刷株式会社
ブックデザイン　桜井雄一郎＋佐野淳子(ロウバジェット)

ISBN978-4-394-90369-7　C0047